# 超完美塑身

## 彼拉提斯瘦身法

Shape up！Pilates

"We should recognize the mental functions of the mind and the physical limitations of the body so that complete coordination between them may be achieved."

~Joseph　H.　Pilates~

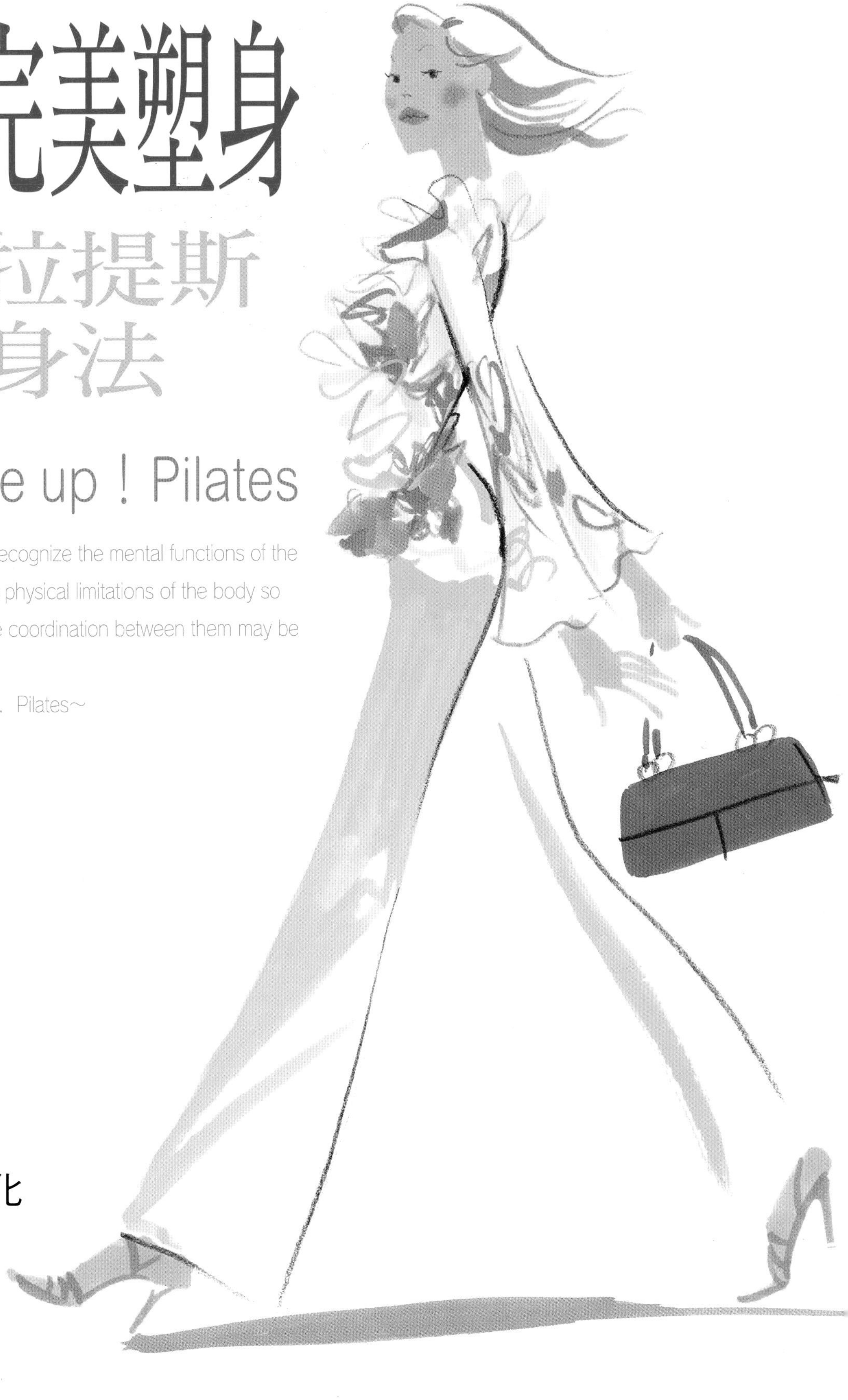

三悅文化

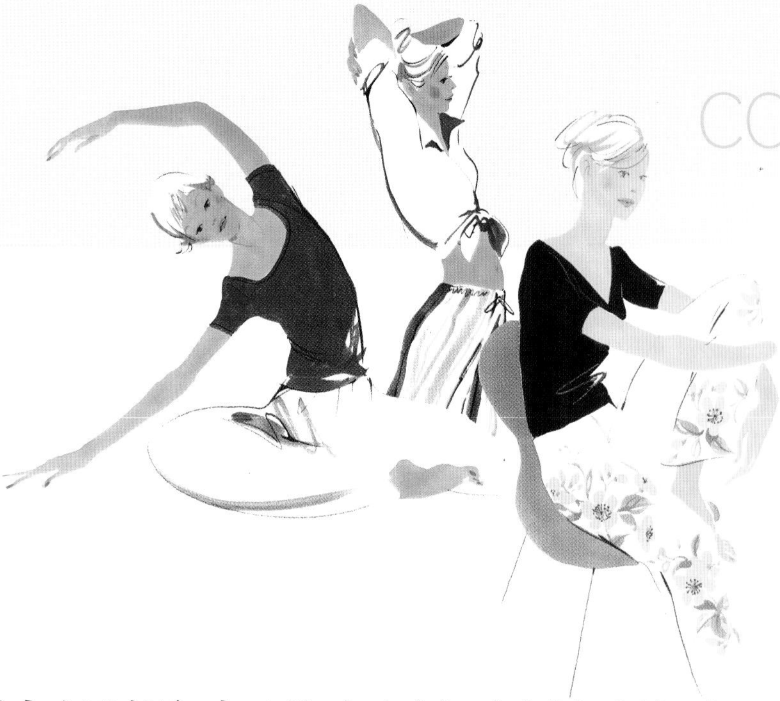

CONTENTS

# 以彼拉提斯來進行美麗的變身（體驗者的心聲）



# 彼拉提斯諮詢室

PILATES DIET

# Shape up! Pilates

## 彼拉提斯．減肥（瘦身）

## 以彼拉提斯獲得自然身體的「我」



## 彼拉提斯・運動（訓練）

### WARMING UP

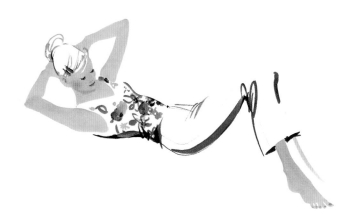



### EXERCISE



### COOL DOWN



### REFORMER

Shape up!  Pilates

## 你的西式瘦身瑜珈

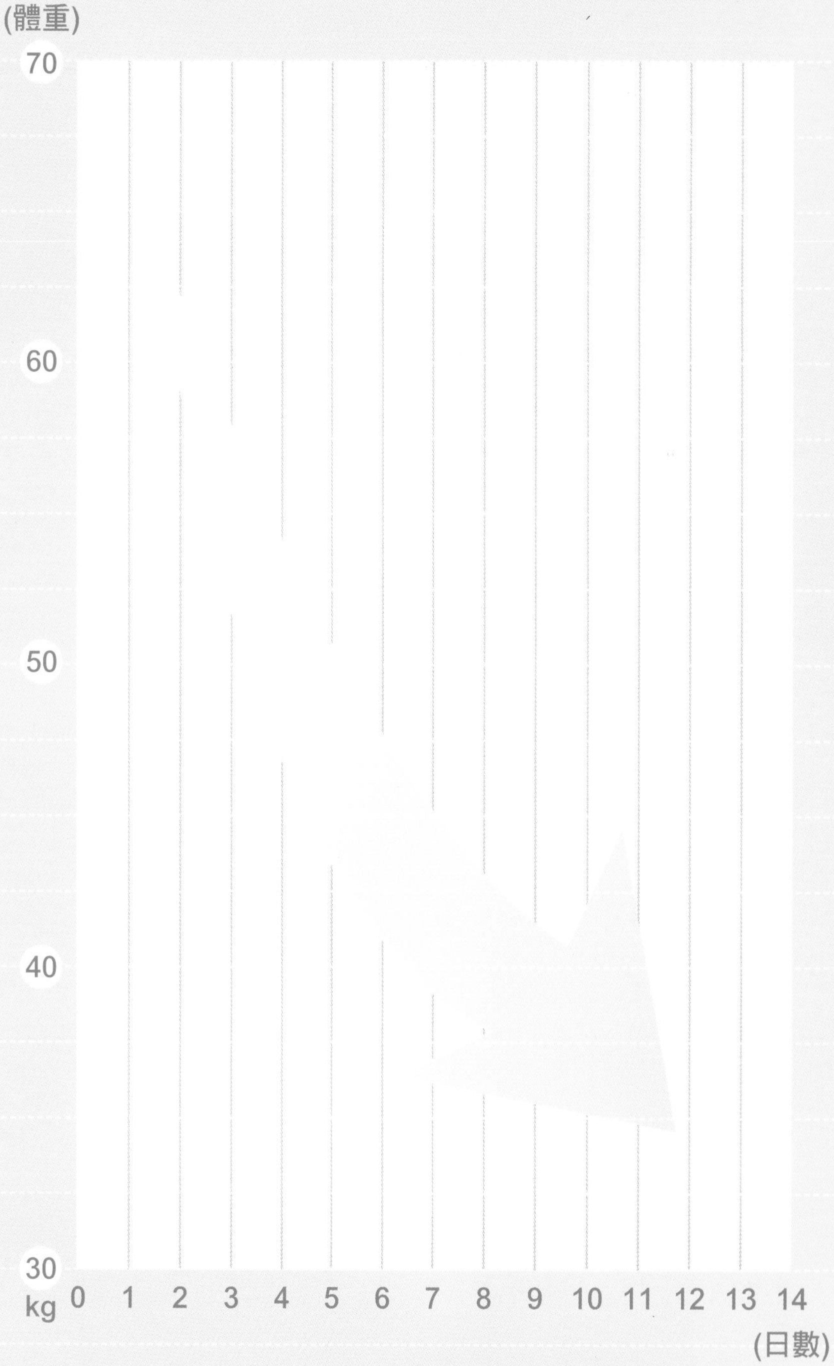

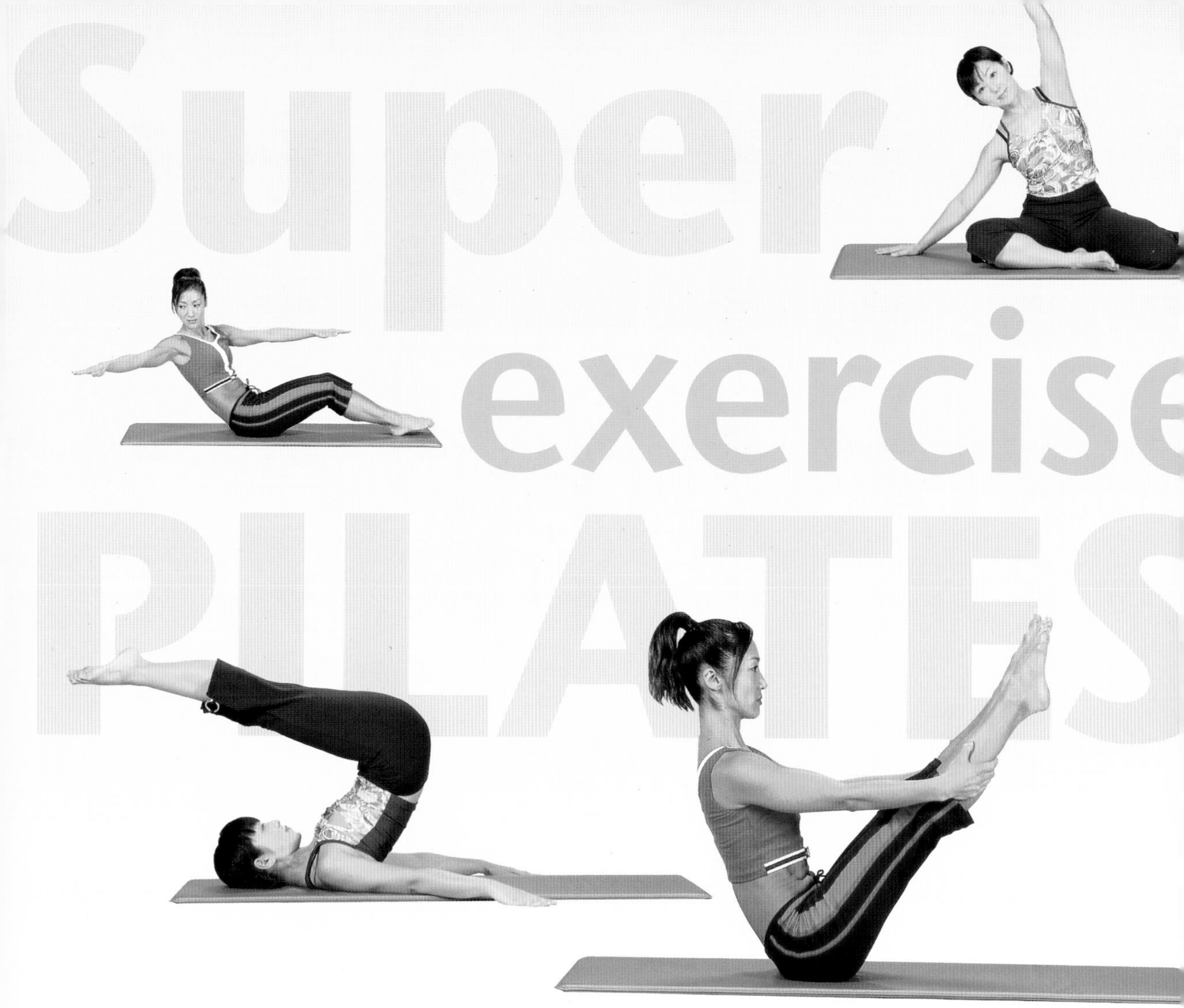


# 以彼拉提斯獲得

# 自然身體的「我」

## 鍛鍊身體核心，從身體內側緊縮開始

# 連世界著名人物都注目傾心，是引起全美熱門話題的運動！

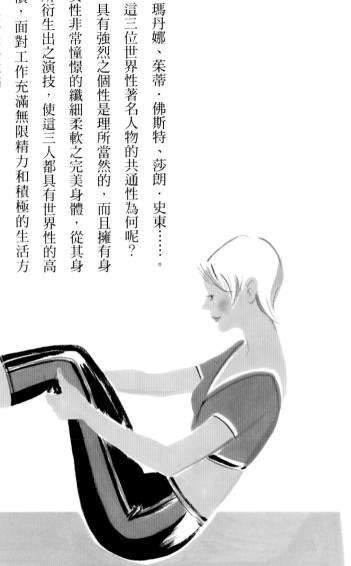

瑪丹娜、茱蒂・佛斯特、莎朗・史東……。

這三位世界性著名人物的共通性為何呢？

具有強烈之個性是理所當然的，而且擁有身為女性非常憧憬的纖細柔軟之完美身體，從其身體所衍生出之演技，使這三人都具有世界性的高評價，面對工作充滿無限精力和積極的生活方式，也都是共通點。

其中還有一個共通點就是「彼拉提斯」，雖然此三人的類型不同，但其共通之處並不單是「瘦身」而已，同時也令人感到具有核心之強烈性的身體。

那麼，使她們三人擁有完美身材之超級運動「彼拉提斯」，到底是什麼呢？

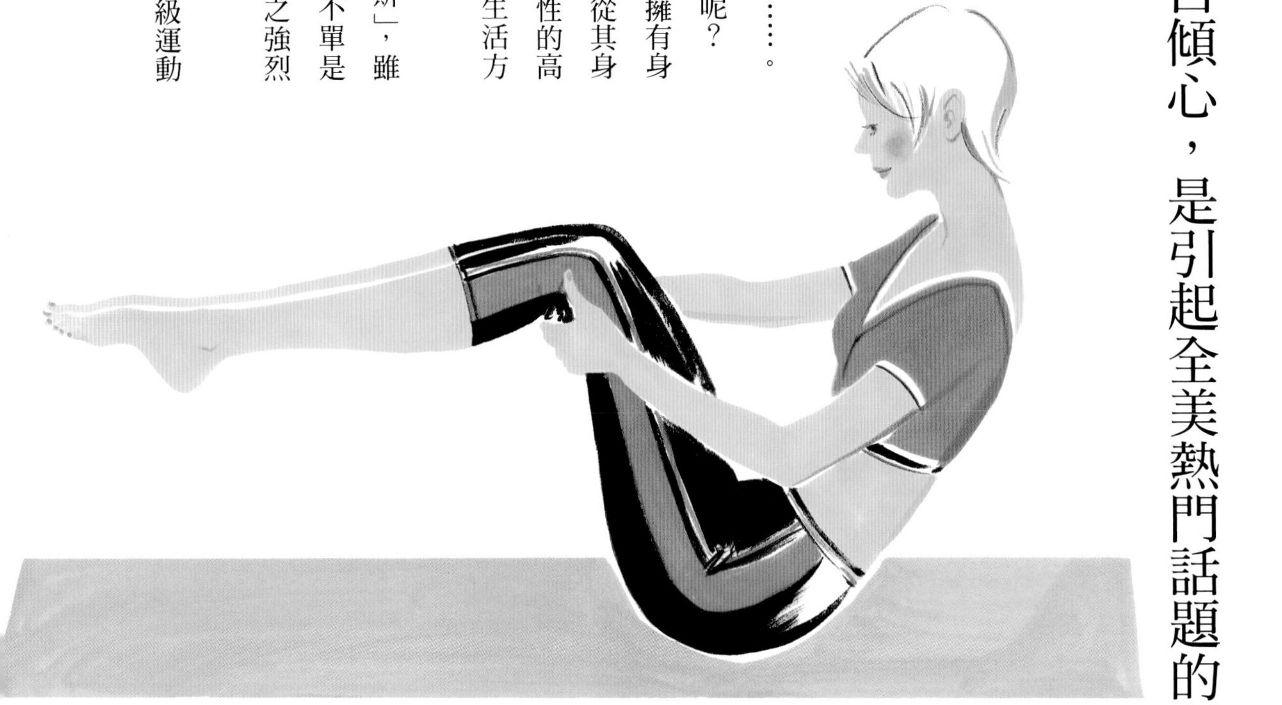

TES for perfect body

# 強化身體的核心，形成均衡之身體

彼拉提斯是在一八九〇年初期由約瑟夫·彼拉提斯所創造出來的。

他在幼小時飽受氣喘、風濕症等各種疾病困擾，於是下定決心要克服這些擾人的疾病，因此他終其一生傾注熱情於體操、鍛鍊身體、滑雪等有助身體健康之運動。

此外，對於瑜珈和禪的瞑想等東方之鍛鍊方式，也產生興趣且用心學習。

在第一次世界大戰中，約瑟夫·彼拉提斯以實習醫生之工作為契機，開始融合這些要素而創造出此一獨創性之運動，歷經一百多年至今，全世界中有無以數計的人都身受其惠。

雖然經歷過各種不同人士或多或少的改良，但已經誕生有一世紀以上的此一運動，能存活下來自有其理由存在。因為他是少數能接近「身體的原動力」—身體核心（腹部的深層肌、臀部和背脊周圍的肌肉)之運動方式。

自古以來，所謂鍛練身體，彷彿都是鍛練成男性身體般的肌肉，因此女性敬而遠之，而且實際上大半是形成粗又短之肌肉。

但是彼拉提斯不同，此一運動是伸展背脊，進而提高肌肉之彈性與關節之柔軟性。只要能維持力與柔軟性之平衡，即可形成纖細柔軟之肌肉，不僅外觀姣好，且能變成不易受傷而有功能性之身體。

### 注意要點

使運動
變得更有效果

**1 頭和頸**

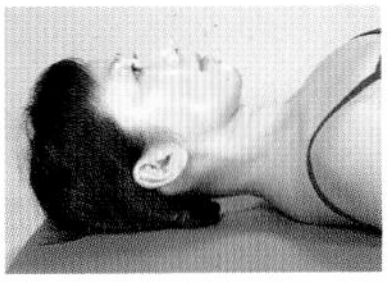

仰臥時頭部的位置和地板維持平行。站立時面向前方也以相同感覺，注意下顎不要收太多，頸部內側不要太緊張。

**2 下顎**

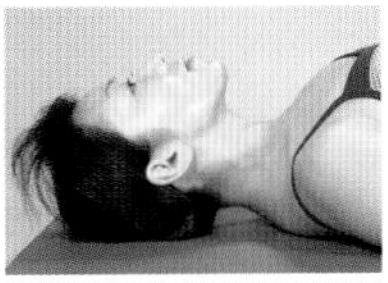

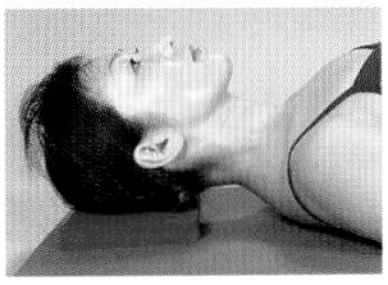

仰臥時若下顎向上突出時，可墊硬一些的枕頭或毛巾，調整到1的照片中頭部的位置。

**3 腰**

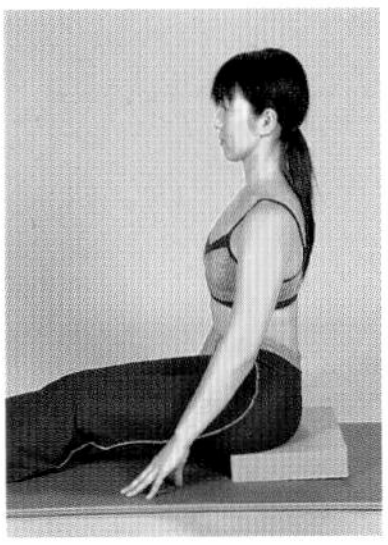

坐下時若骨盤和地板不能形成垂直時，可在臀部下面墊硬一些的坐墊或毛巾等。以感覺在垂直豎立之骨盤上疊合堆積脊骨，並在其上有頭部之姿勢為目標。

# 彼拉提斯即瘦身法，彼拉提斯的五種效果

一提到瘦身，往往會注意「瘦了幾公斤」、「纖細了幾公分」等等。

但彼拉提斯是從身體核心來變化，強化腹部、臀部、和背脊周圍的深層肌，並期待更多的效果。

①鍛鍊細長沒有脂肪之肌肉，變成美麗且柔軟之身體線條。

②直接接近骨骼深層之肌肉（深部之肌肉），使身體核心部份變成安定又強壯，並改善O型腿和姿勢以及腰痛。

③鍛鍊骨盤周圍之肌肉，變成平坦之腹部以及緊縮之腰部。

④變成強度和柔軟度保持平衡之理想身體。

⑤調整身體機能之平衡。

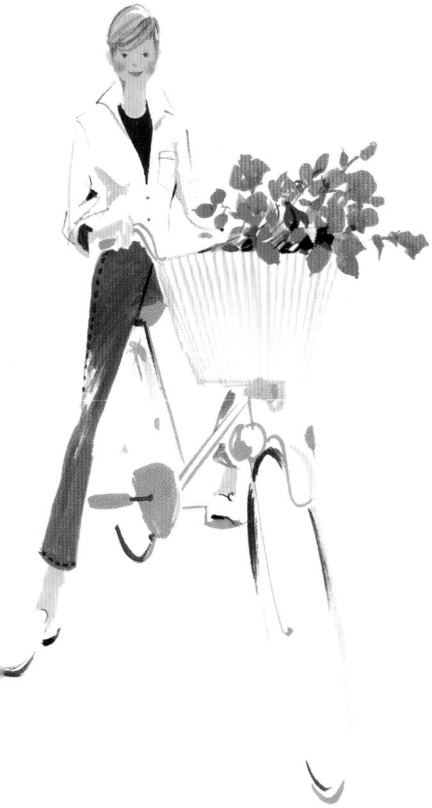

彼拉提斯可調整我們人類身體最重要之身體核心—體幹部之體況，恢復到原來健康的狀態，並改善歪斜和不良之習慣，形成均衡又美麗的身體線條。

這也是彼拉提斯被稱為超級運動之原因所在。

TES for perfect body

# 最重要的是享受運動之心情

現在的彼拉提斯和瑜珈相同，擁有各種型態，但不管是哪一種類型，若不能從中享受就失掉其意義了。唯有能享受其樂趣，才能更積極地從事此一運動，進而感受其效果。為了使更多人體會此一了不起效果之真實感，下面介紹六種基本原則來體會其效果之真實感，然而此一基本原則最重要的是要快樂從事彼拉提斯之運動。

## 彼拉提斯運動的六種基本原則

**Breathing**
**1. 呼吸**
呼吸和運動有直接關係，以呼吸把氧氣搬運到身體各處並進行掃除之工作，促進血液之循環，把肌肉不必要之緊張排除掉。

**Precision**
**2. 正確性**
彼拉提斯的動作重視「質」更勝於重視「量」。

**Centering**
**3. 意識到核心**
從「身體的原動力」之腹部、臀部、背中的肌肉開始動作，進而控制對身體全體之動作，這才是彼拉提斯運動之真髓。

**Flowing Movement**
**4. 動作流暢**
以放鬆、持續深呼吸且流暢之動作來進行，排除身體之緊張也可降低受傷之風險。

**Control**
**5. 由自己來控制**
並非靠彈性來動作，而是由自己來控制動作的，這點極為重要。

**Concentration**
**6. 身體和心的集中**
在彼拉提斯運動中的心和身體，是以一個小組來活動的，並思考一個個動作來活動身體。

拿到本書的人會發覺積極從事此一運動所引起的變化，不只是身體而已。在前面所提及的三位世界著名人物，從彼拉提斯運動中取得了完美的秘密，她們從內在洋溢出美麗自信，原因在於持續進行此一運動時，所體會出自身身體之真實感。

大家也應該從這三位名人所喜歡的超級運動開始動動身體了！

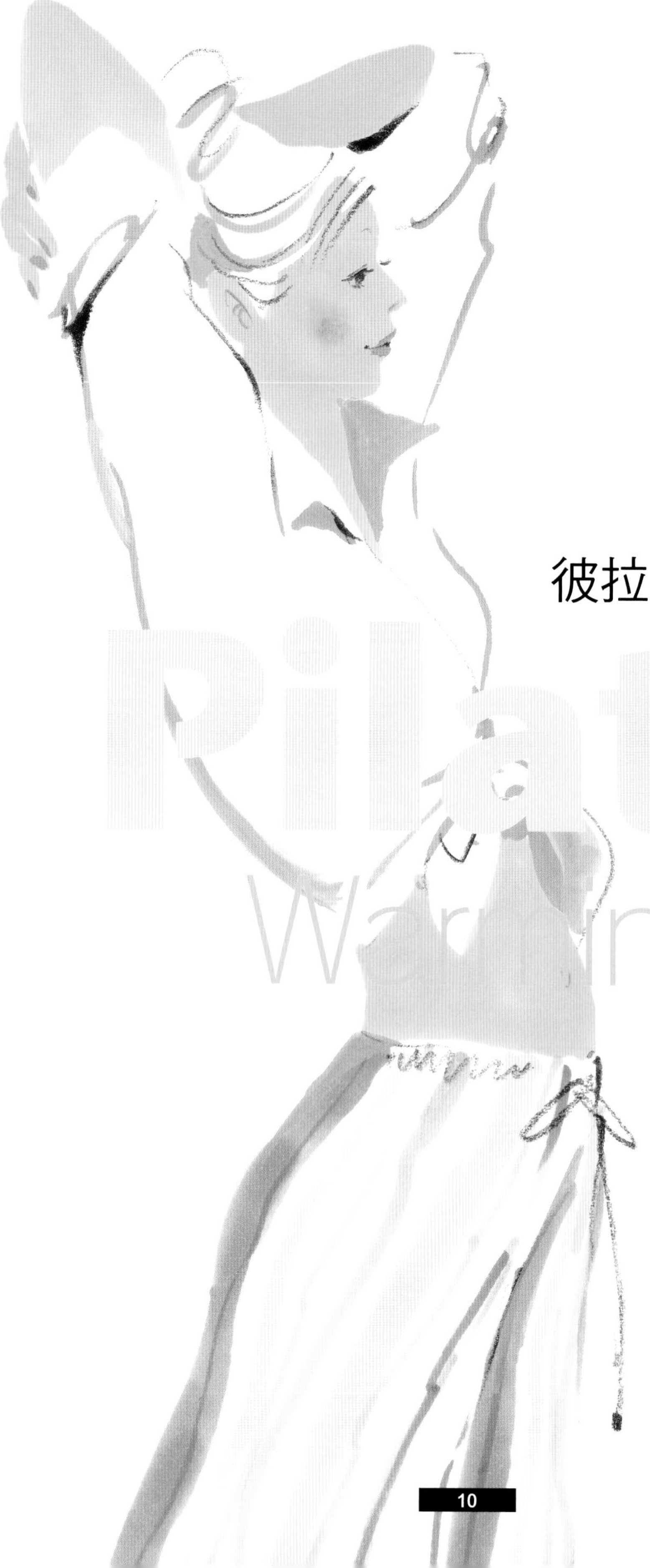

# 彼拉提斯準備運動

# Pilates
## Warming up

# 以呼吸來放鬆身體之緊張

以在側腹和腰部儲存空氣之想像來進行

## Breathing

呼吸

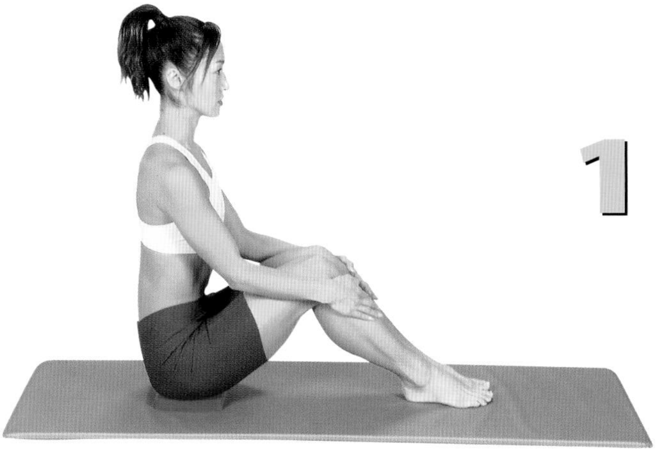

1 雙腳打開與腰同寬，無法垂直豎立骨盤坐下的人，如照片一般坐在墊子上也可。

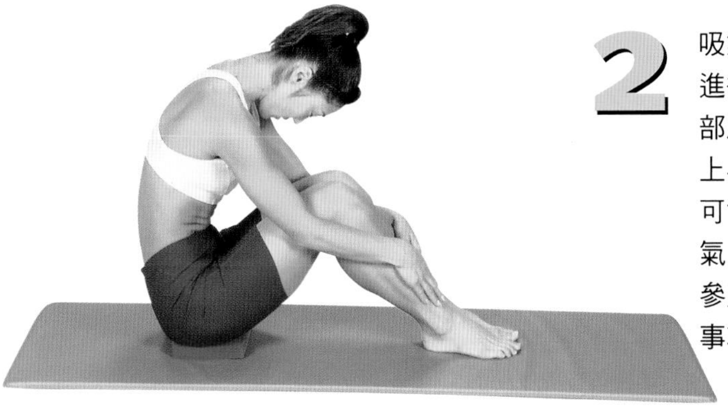

2 吸氣想像把脊骨向上伸展來進行，然後吐氣並感覺到頭部之重量，用脊骨一個個把上半身拱起來，這時骨盤儘可能要豎立。反覆從鼻子吸氣，從口吐氣之呼吸法。請參照下面框框內的呼吸注意事項。

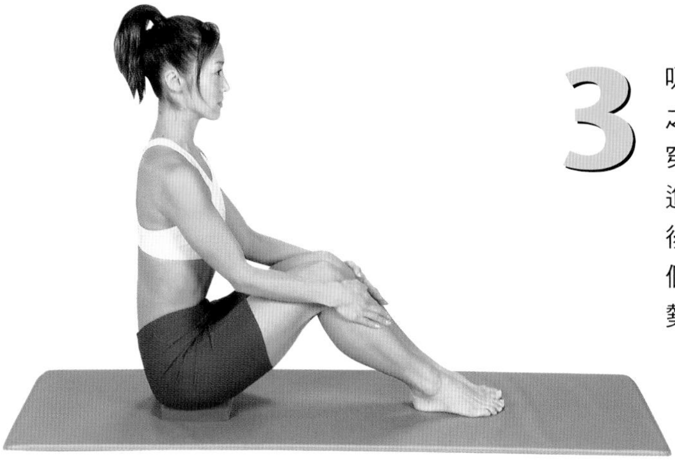

3 吸氣時以把肋骨向兩側擴張之感覺來進行，吐氣時向前穿過肋骨空隙之感覺，反覆進行數次。身體緊張和鬆弛後，在骨盤上面把脊骨一個個堆積回去而恢復原來之姿勢。

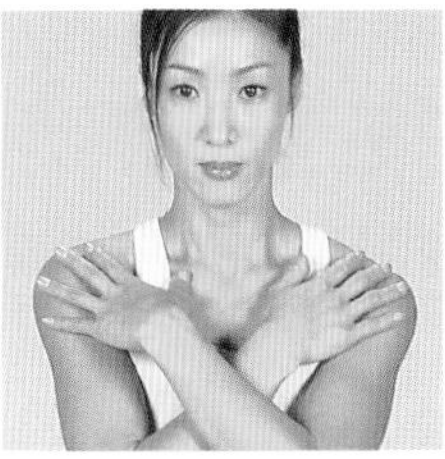

OK

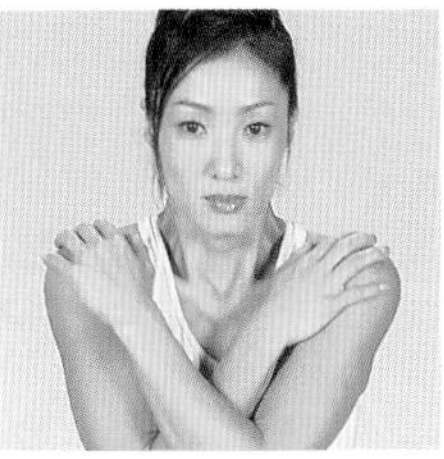

NG

吸氣時肩膀和頸部是否用力，以雙手來確認即可了解。

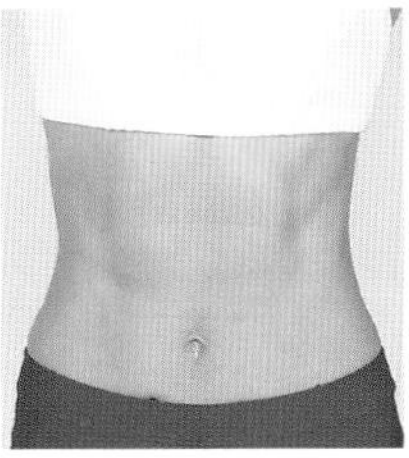

OK

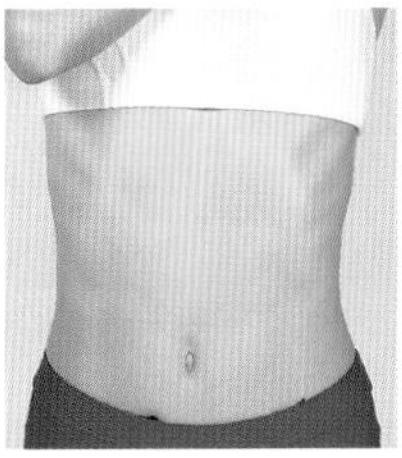

NG

呼吸時注意肋骨不可張開，使側腹和後腰周圍向橫方向張開一般的呼吸。

# 意識腹肌而活動

腹肌之使用方法稍有不同。在開始運動前必須記住要意識腹肌而活動！

## Imprint&Release

緊張和鬆弛

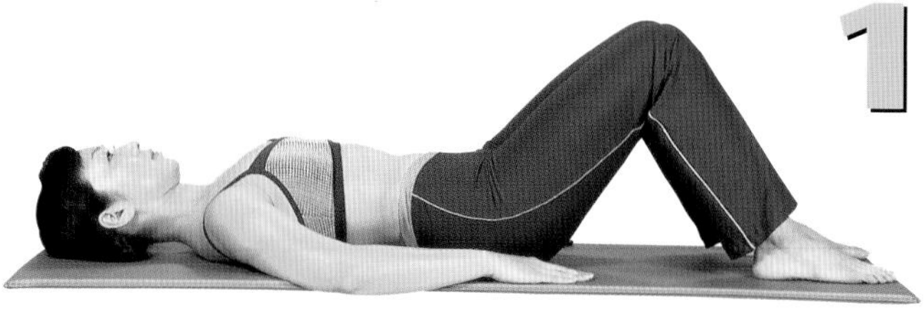

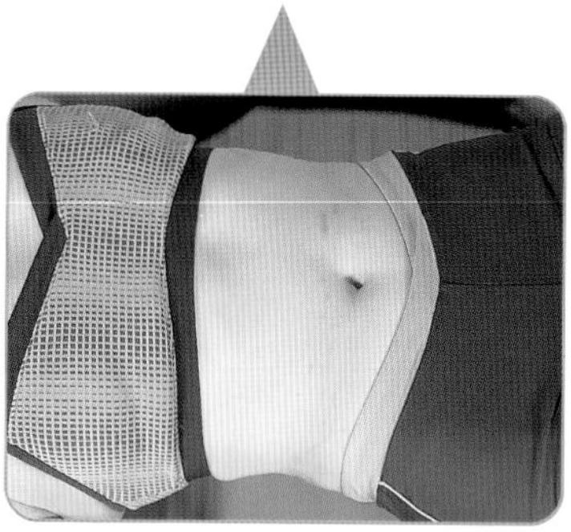

**1** 雙膝豎起而仰臥，雙腳打開，約與肩同寬，吸氣準備。

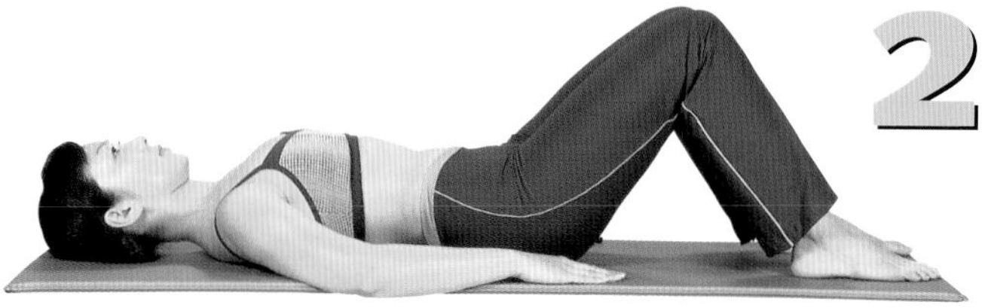

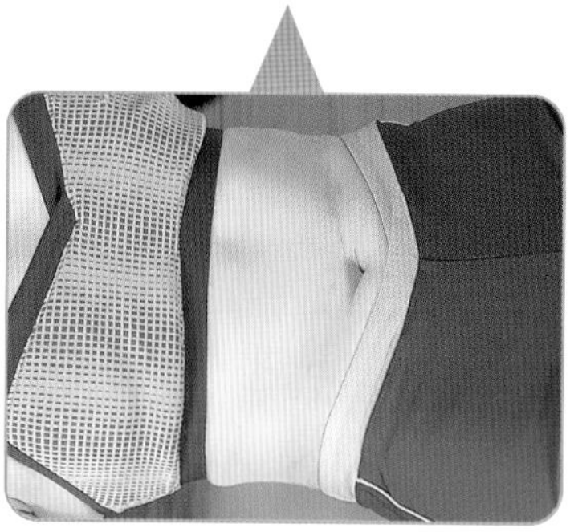

**2** 邊吐氣邊使用腹肌把肋骨和腰骨接近（緊張狀態），此時要意識不使用臀部之力量，吸氣回到1的姿勢。

# 挑戰看看

NOTICE

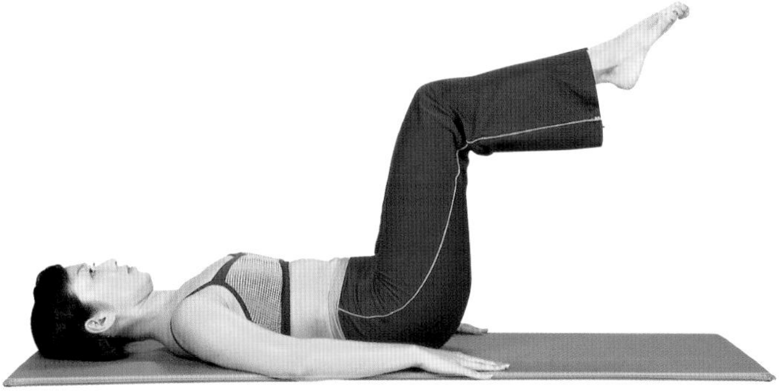

能做到緊張和鬆弛之後，接著從 2 的姿勢吸氣。依續抬起單腳，並使雙腳的膝蓋和骨關節保持90度（桌面位置）。

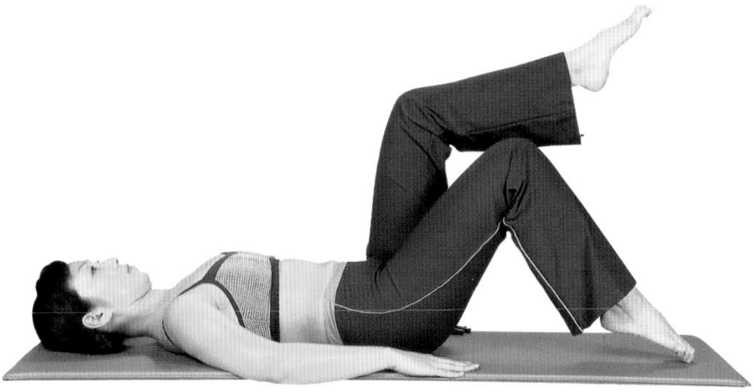

邊吐氣邊把右腳尖慢慢放下碰觸地板。注意腹肌不要放鬆，骨盤不要動。

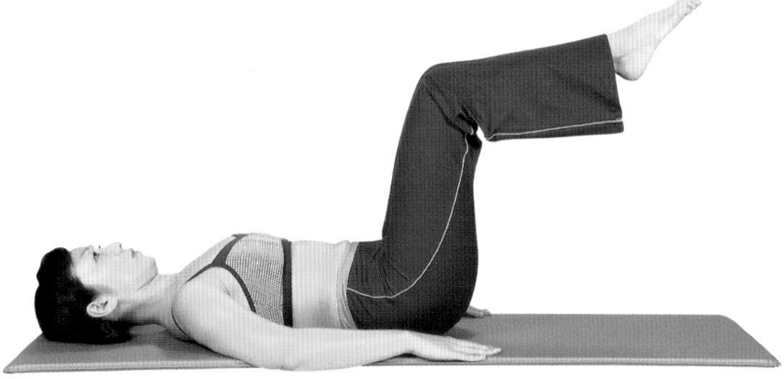

邊吸氣邊把右腳恢復到桌面位置，邊吐氣邊把左腳做相同之動作，左右算一節，反覆進行 3 次。

# 意識脊骨而活動

以想像成為貓之心情來感受脊骨之活動

## Cat Stretch

### 貓式伸展

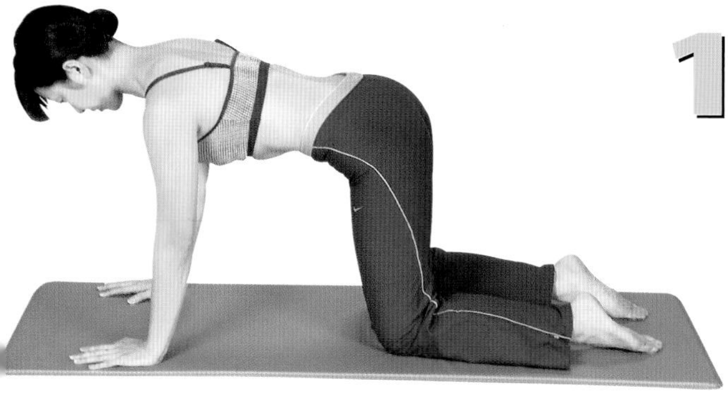

1 雙手、雙腳打開與肩同寬，雙手雙膝著地，手掌在肩膀下方，膝蓋在臀部下方，吸氣以此為準備開始運動。

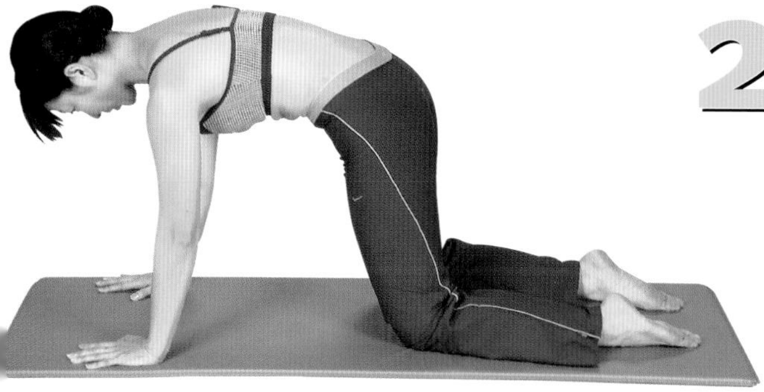

2 把已經吸入之氣，邊吐氣邊拱起背部，然後把肚肌向脊骨方向拉近，想像笨重之尾巴向地板方向下垂。

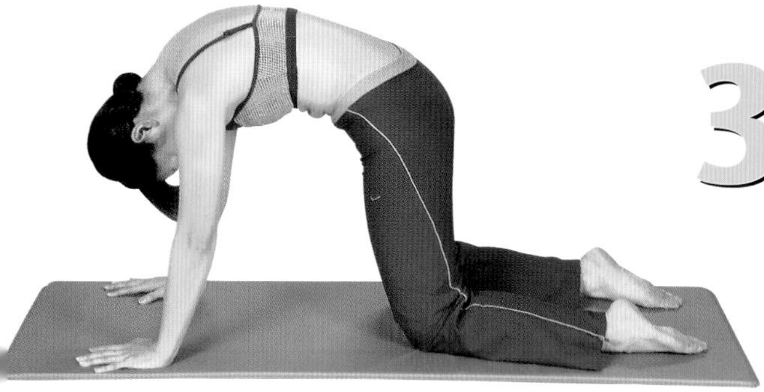

3 使胸口背側能逐漸達到最高處而拱起脊骨，然後吸氣保持不動。

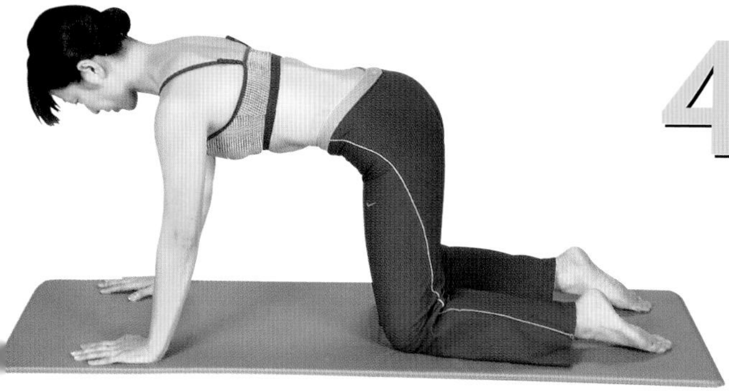

4 邊吐氣邊從臀部慢慢把脊骨恢復到開始之姿勢，反覆進行 3 ～ 5 次。

# 意識肩胛骨而活動①

把不安定之肩胛骨變成安定也是彼拉提斯之基本原則

## Scapula Isolation

肩胛骨隔離

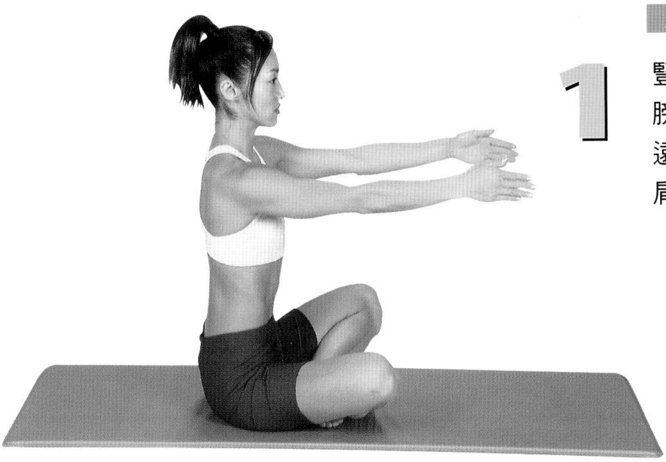

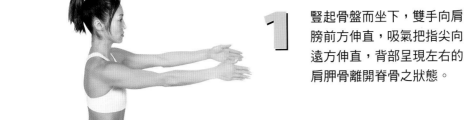

1

豎起骨盤而坐下，雙手向肩膀前方伸直，吸氣把指尖向遠方伸直，背部呈現左右的肩胛骨離開脊骨之狀態。

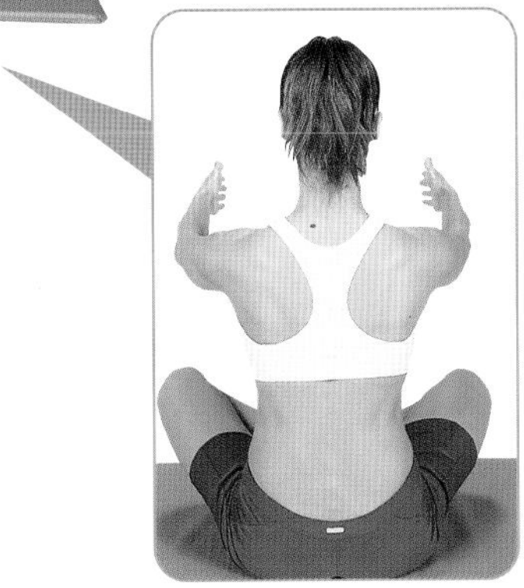

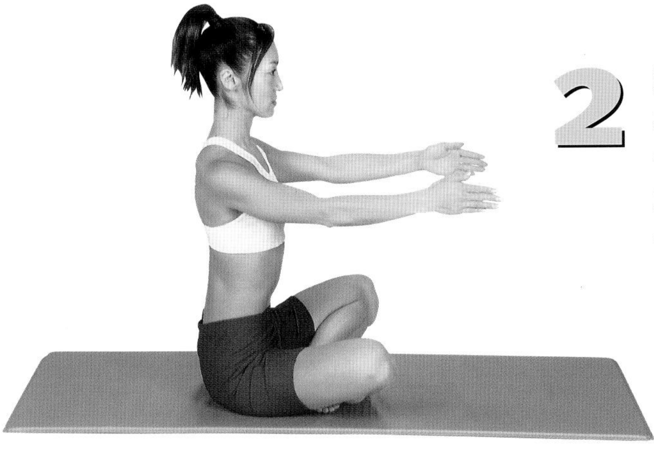

2

邊吐氣邊保持雙手之寬度，把左右的肩胛骨一點點向脊骨的方向靠近。以鎖骨變長之感覺來進行，反覆進行3～5 次。

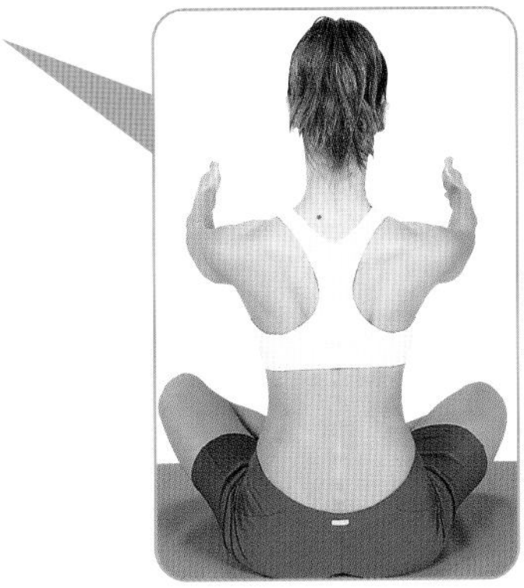

# 意識肩胛骨而活動②

不僅使肩胛骨開閉且能向上或向下活動

## Elevation&Deprssion

### 上升和下降

**1** 仰臥，雙手打開與肩同寬。手掌輕放在地板上，吸氣把肩膀靠近耳朵，注意肩膀不可拱起。

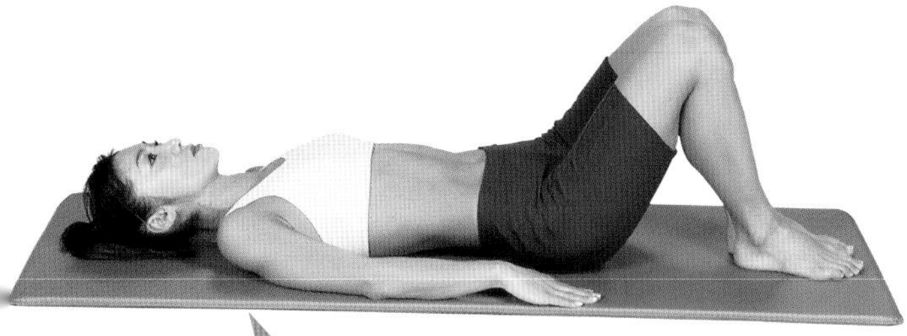

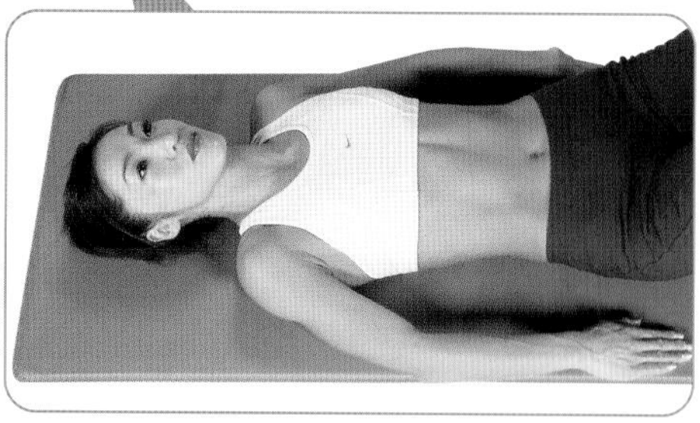

**2** 邊吐氣邊把指尖朝腳之方向滑動而放下肩膀，此時應該會覺得力量稍微靠近腋下和肩胛骨下方，並經常意識肩膀在此處。

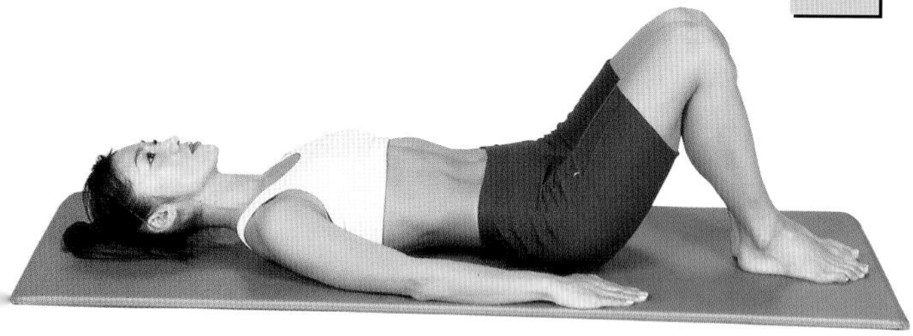

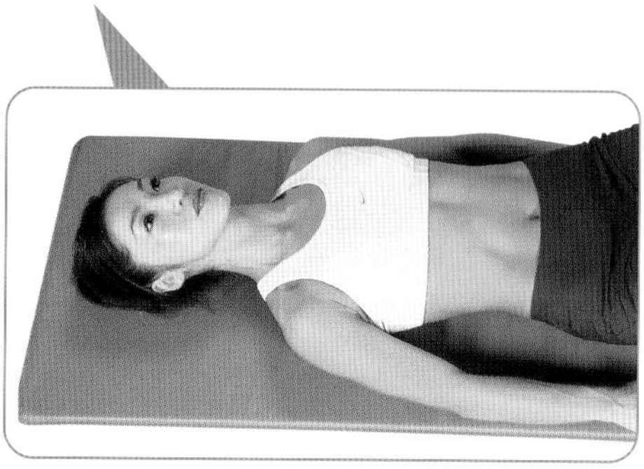

# Head Nods

## 點頭

記住正確的頭部之位置

把頭部和頸部放在理想之位置上即可解放緊張感

**1** 雙腳打開與腰同寬而仰臥，吸氣，輕輕收下顎使頭部背側伸展。

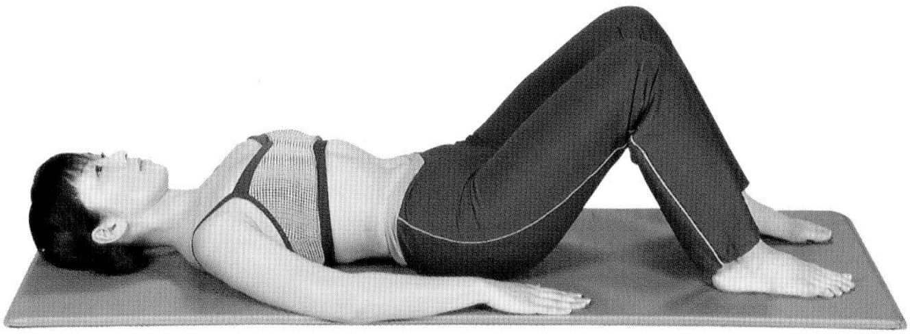

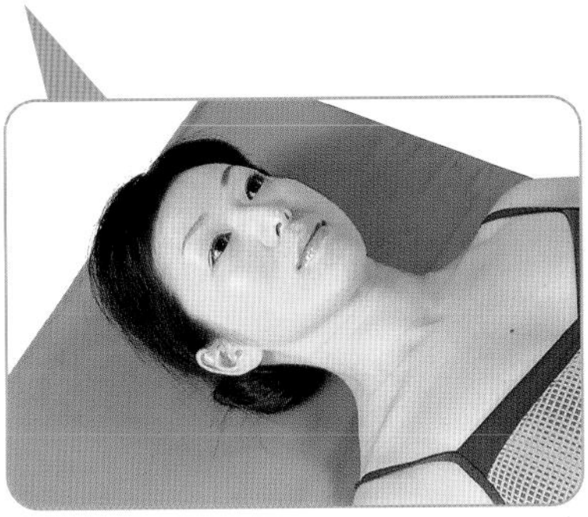

**2** 吐氣然後恢復到原來位置，注意肩膀和頸部不要用力，並在下顎下方形成一個有如乒乓球大小之空間。

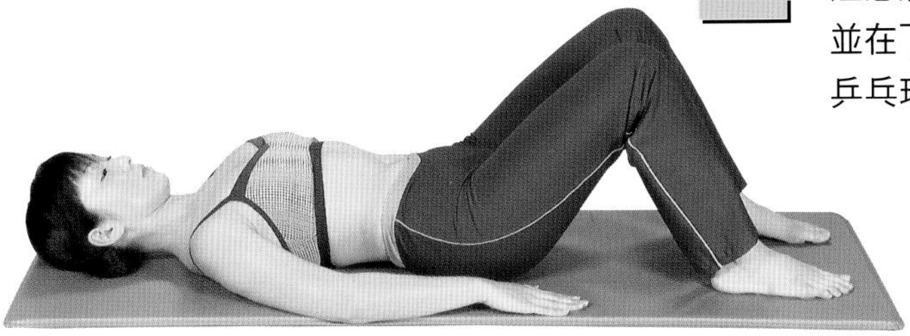

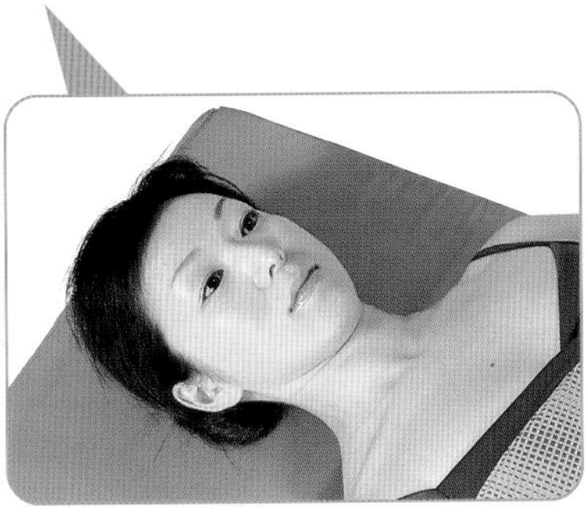

# 彼拉提斯運動

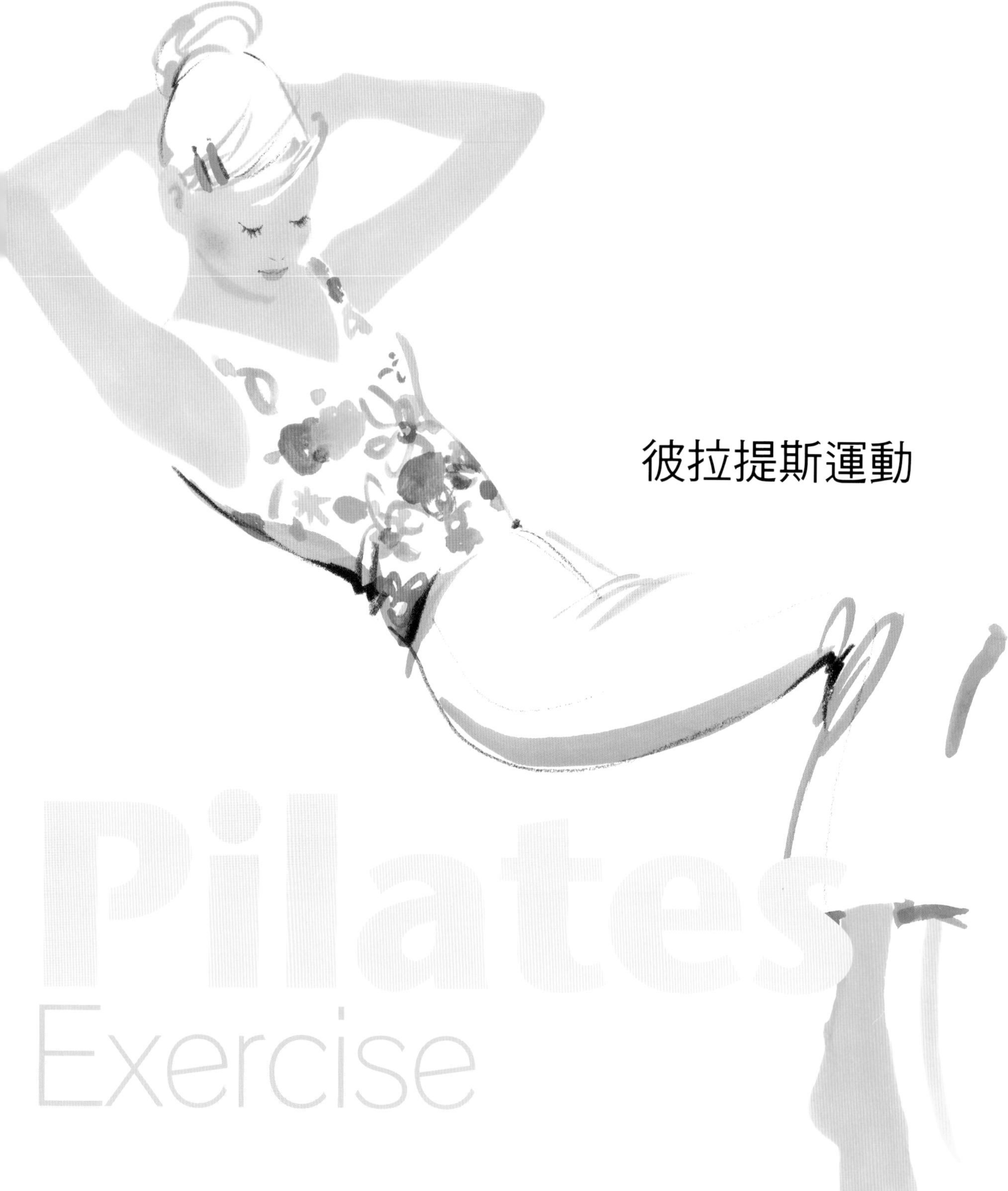

# Pilates
## Exercise

# 鍛鍊腹肌＋從頸部到肩膀身體之線條為目標

有節奏反覆進行一百次稱為「100」。放下肩胛骨使頸部和肩膀感覺很輕鬆！

## Hundred

一百

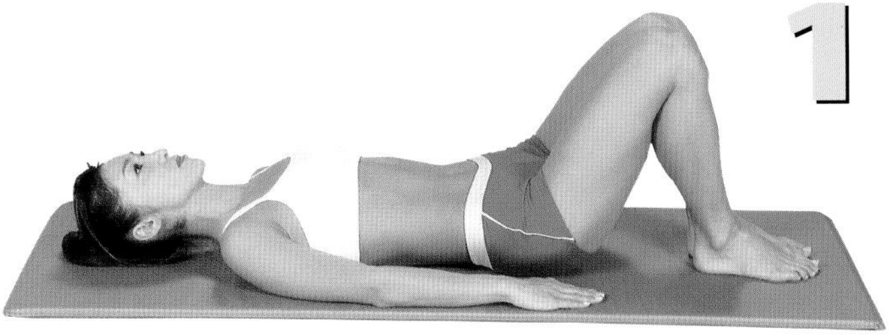

1

以熱身運動而仰臥並意識著肩膀和頸部，雙腳打開與腰部同寬之程度，使膝蓋和腳尖、鼻子指向同一方向。把骨盤和肋骨稍微接近而形成緊張之姿勢（參照P12「緊張和鬆弛」）。

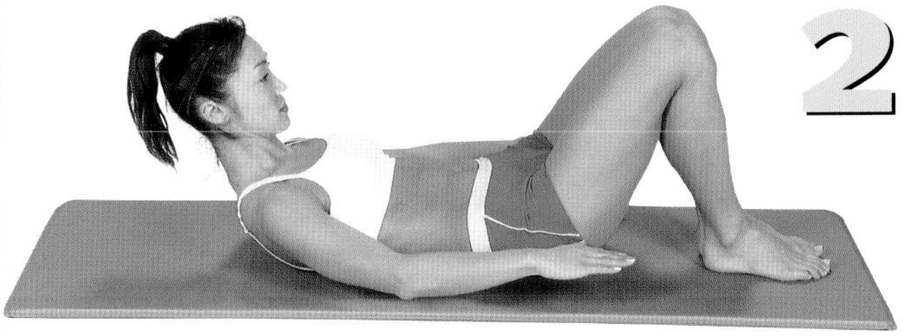

2

吸氣覺得頸部的背側有拉長之感覺，邊吐氣邊從墊子上把脊骨一個個分離到胸下而起身（捲起）。雙手抬高到肩膀高度與地板平行，想像指尖被拉向遠方而把力量稍微集中在肩胛骨的下方。

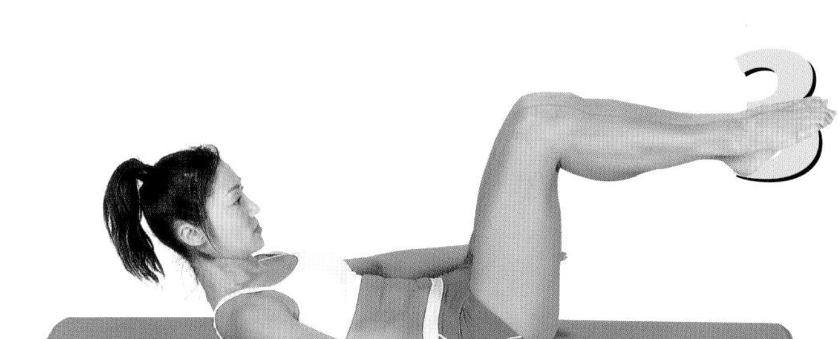

3

抬高雙腳把膝蓋和骨關節形成90度（桌面位置），把雙手臂有節奏地向下上擺動，呼吸以吸氣5次吐氣5次為一節，反覆進行做10節。注意不要以雙手抵抗使骨盤移動，或意識到肩胛骨緊張。而為了不變成只有手臂之動作，即使做到最後也不要放鬆肩胛骨下方之力量為要點。

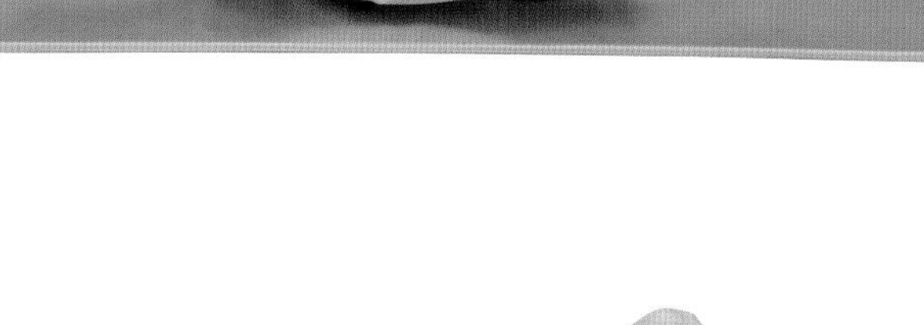

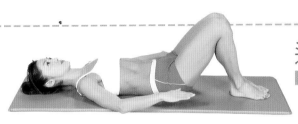

### 這樣做也OK

NOTICE

如果感到頸部疲勞或無法持續抬高雙腳時，把雙手上下擺動100次也可，想像從肩膀到指尖有一條能源連接即可擺動。

# Half Roll Back

## 半翻轉

# 意識臀部和大腿，形成立體性之臀部線條

骨盤周圍之肌肉為平日不常意識之部份，在此以緩慢活動為要點。

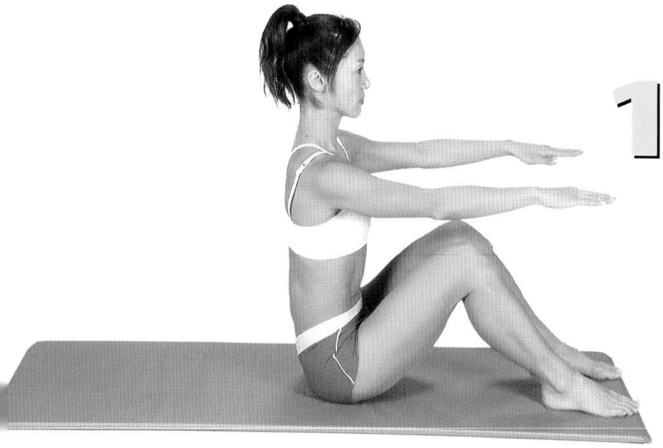

**1** 雙腳打開與腰部同寬，豎起膝蓋坐下。注意要意識骨盤和地板成垂直豎立。雙手抬高與肩膀同高，手掌向下伸長。

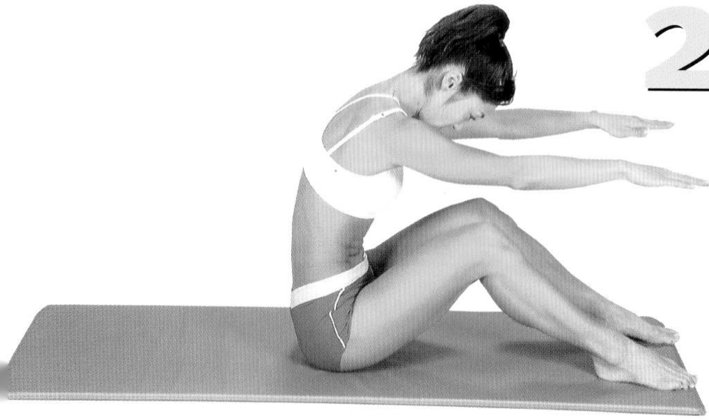

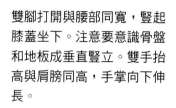

**2** 不要改變骨盤之位置，把上半身稍微向前彎曲，此時要注意雙手不要下降，肩膀不要緊張。做好此一開始運動即吸氣準備。

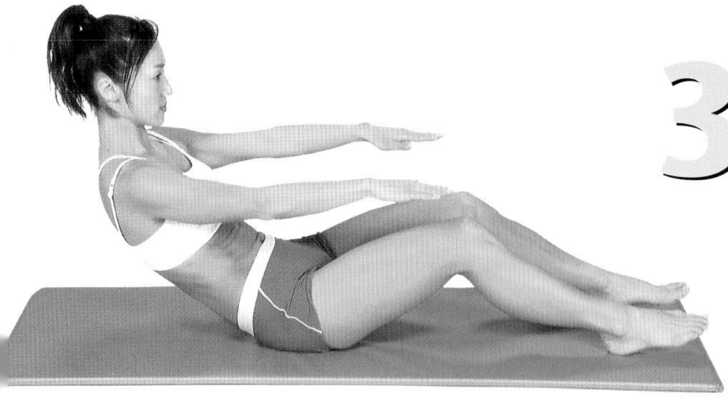

**3** 吐氣向後仰，使骨盤從雙腳分離而放下，儘可能收下腹部變成薄而平坦為要點。

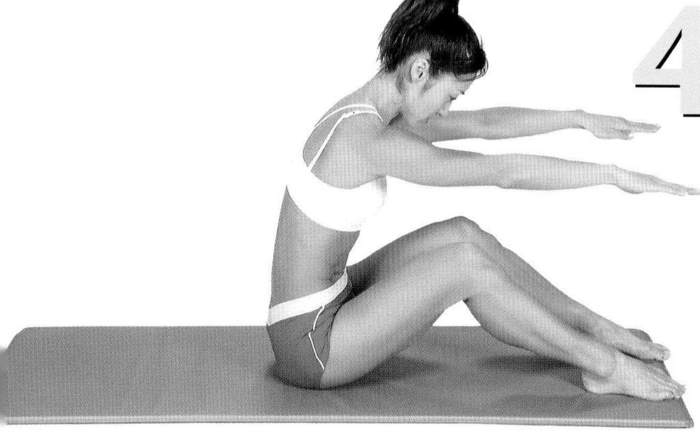

**4** 邊吐氣邊恢復到開始之位置。此時要注意稍微彎曲之上半身不要和骨盤一起伸直。反覆進行5～8次。

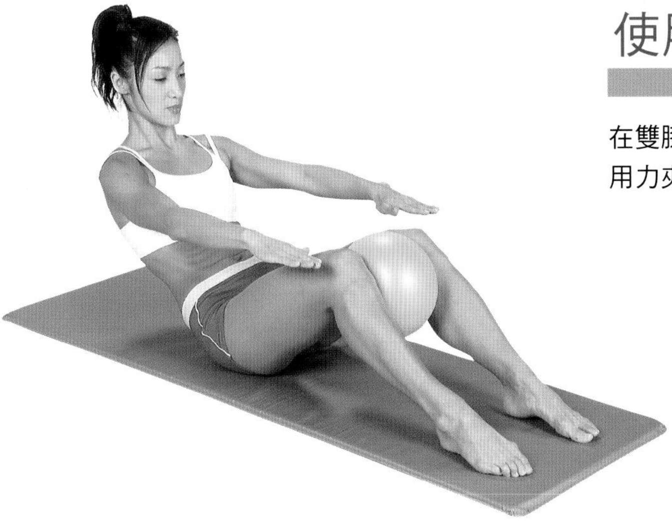

# 使用球

NOTICE

在雙膝之間夾住球，使大腿用力夾球而活動。

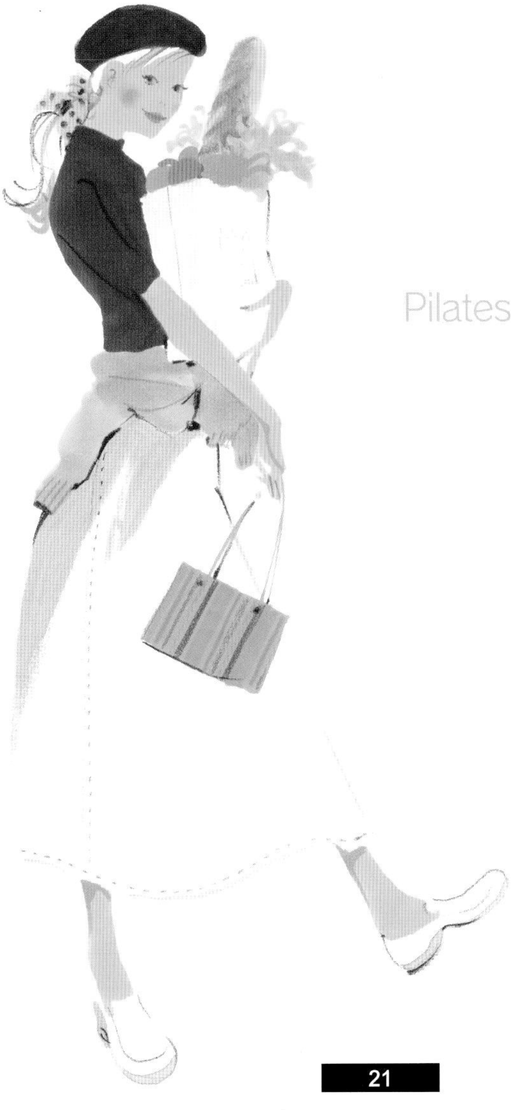

Pilates makes you happy.

# One Leg Circle

## 單腳旋轉

以順暢的骨關節之活動形成緊縮之臀部

以放在地板之雙腳踏地板，緊縮內大腿效果倍增！

1 雙膝豎起仰臥，雙腳打開與腰同寬，並意識骨盤和地板保持平行。

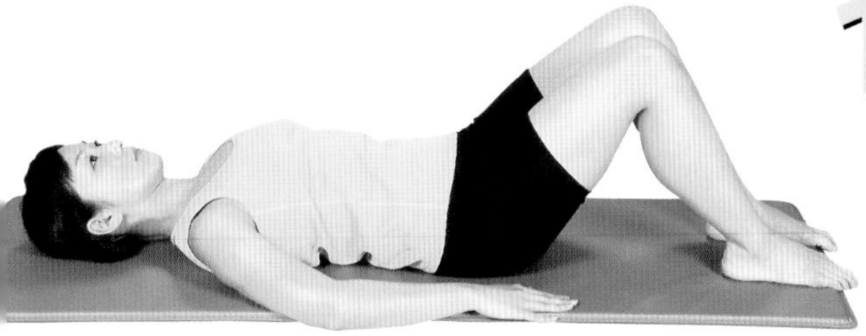

2 抬高右腳使膝蓋形成直角後，吸氣準備。

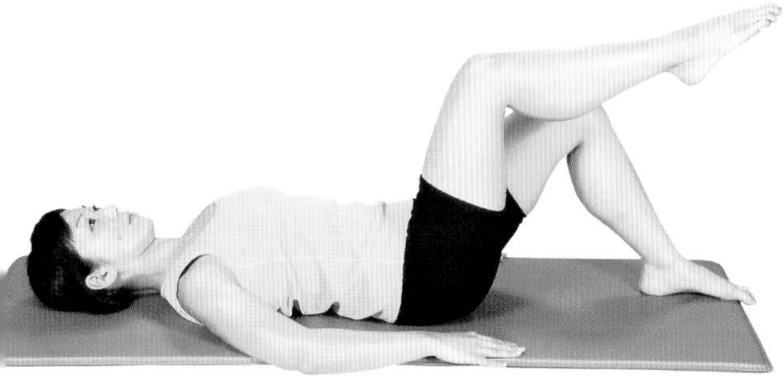

3 吐氣，從骨關節活動到腳，以膝蓋描畫半圓形向內轉5次。呼吸是以吸氣為準備，吐氣時有節奏地進行描畫半圓形之動作。注意骨盤不可隨腳活動為要點。想像在骨盤的上面放置玻璃杯，且不可掉下來輕輕活動腳。

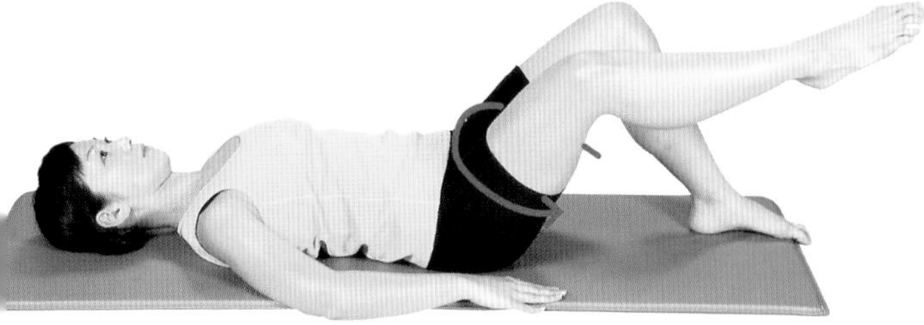

4 以相同之要領向外旋轉 5 次，不僅活動的一腳，連放在地板的腳也很重要，要以腳底用力踏地板。

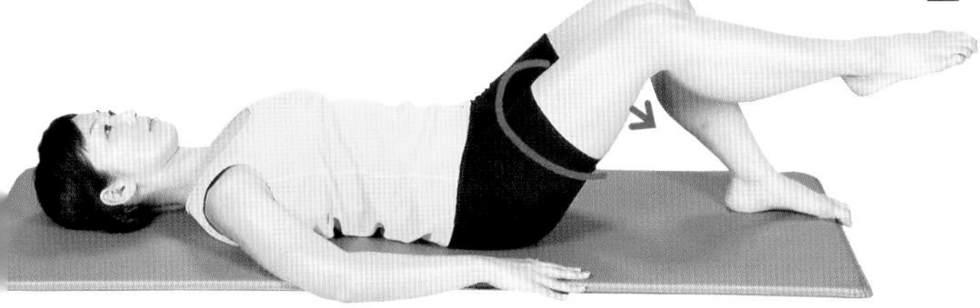

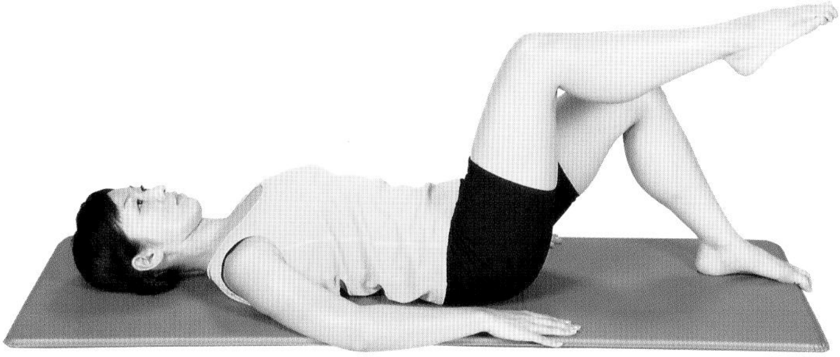

5 回到 2 的位置，這次以左腳向內轉 5 次，向外轉 5 次。注意呼吸與骨盤的位置來活動。

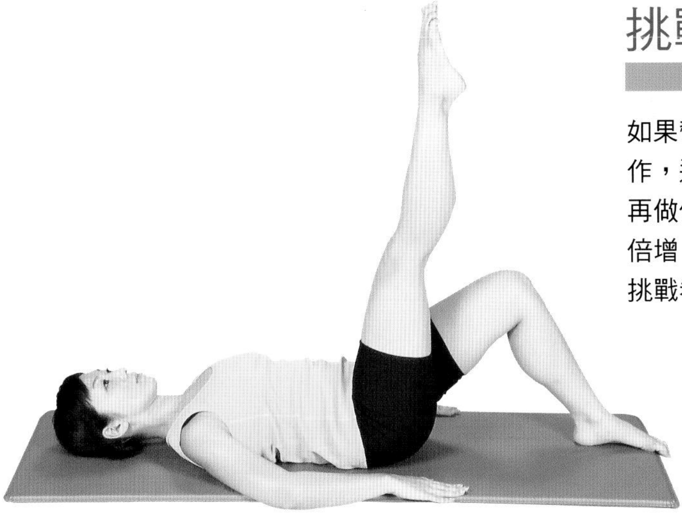

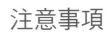

## 挑戰看看！

NOTICE

如果彎曲膝蓋能做到此一動作，這次把活動的腳伸直後再做做看。動作更難但效果倍增。以指尖描畫半圓形來挑戰看看！

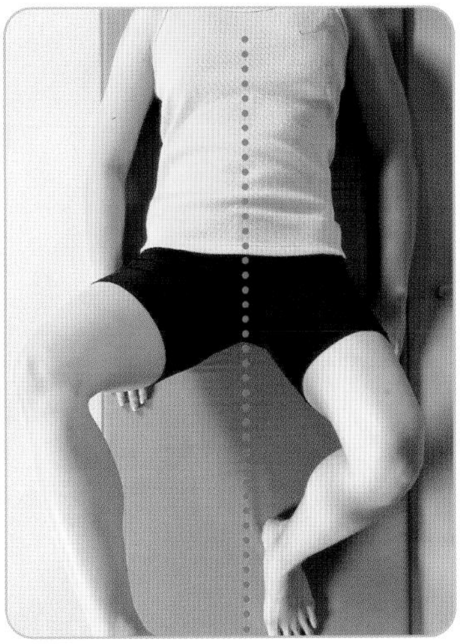

## 注意事項

NOTICE

如果放在地板的腳移動時，就無法使骨盤安定。內大腿用力不使膝蓋向外張開。

# Spine Twist

## 扭轉脊骨

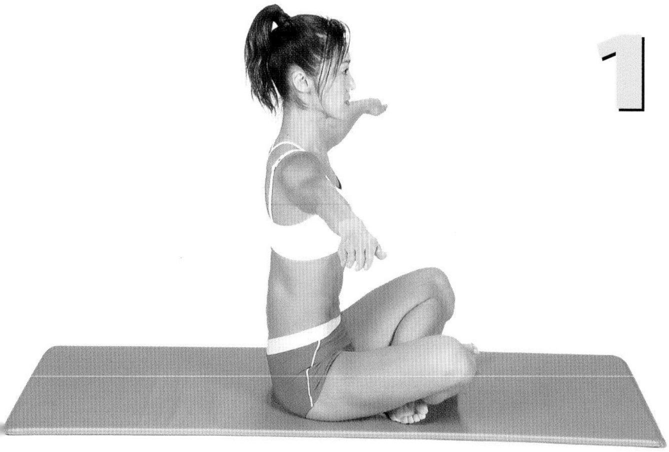

**1** 盤腿坐下，雙手向側方伸直與肩膀同高，手掌向下，注意儘可能把骨盤和地板形成垂直豎立，形成開始動作，吸氣做準備。

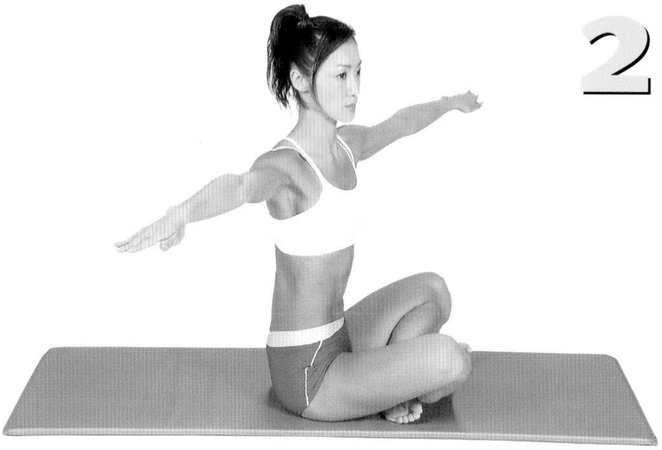

**2** 吐氣，把身體慢慢向右扭轉，注意不要用手臂的力量或反彈力來扭轉。

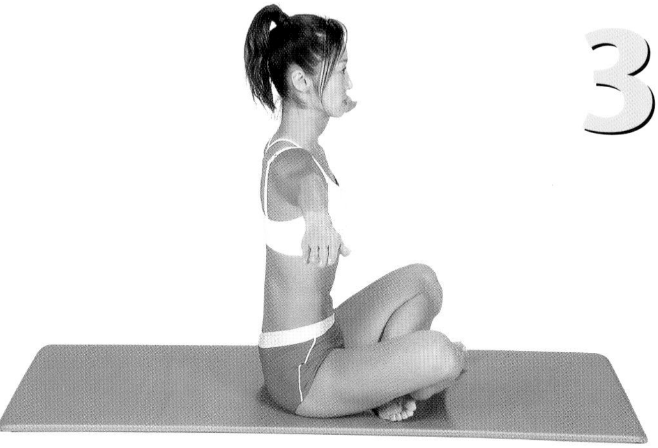

**3** 吸氣並恢復到開始之位置。吐氣向左扭轉，扭轉時注意腰部不可向下垂，並意識把脊骨逐漸向上拉直，左右算一節反覆進行 3 ～ 5 節。

SPINE 為脊骨，以活動脊骨來接近形成腰部的腹斜肌而形成腰線

# 活動脊骨來刺激腰部之線條

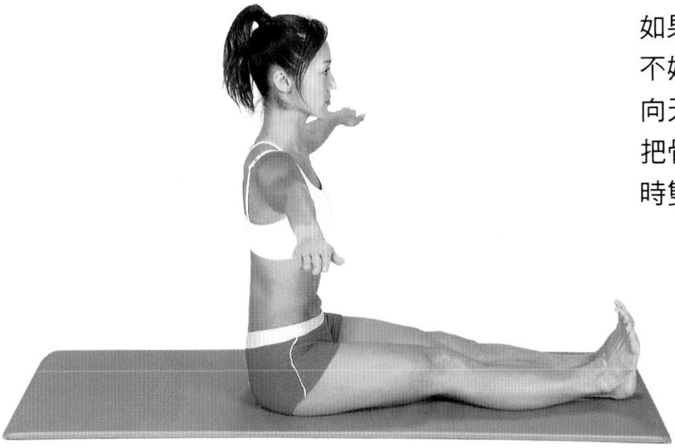

## 挑戰看看！

NOTICE

如果伸直腳來做會更困難，不妨挑戰看看。此時腳尖指向天花板之方向，不要忘記把骨盤豎立。注意扭轉的同時雙腳不可移動。

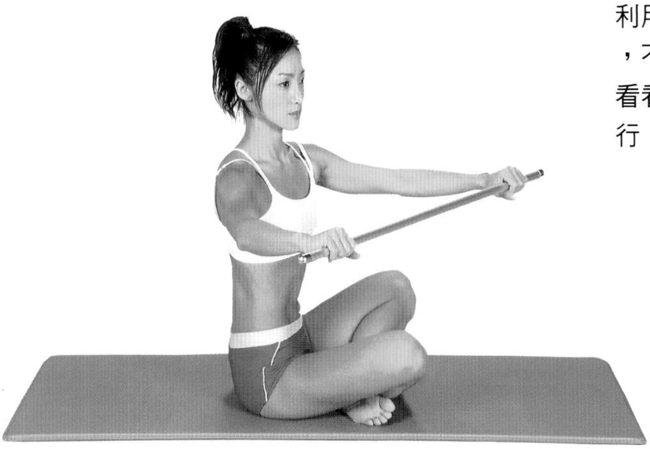

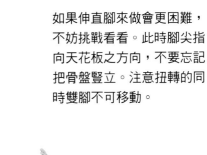

## 使用棒棍

NOTICE

利用手的反動力而扭轉的人，不妨以雙手拿棒棍等來試看看，如此不會只有肩膀先行，且上體也容易扭轉。

以變成球之心情來挑戰！在轉動時可刺激脊骨周圍。

## Rolling Like A Ball

### 如球般滾動

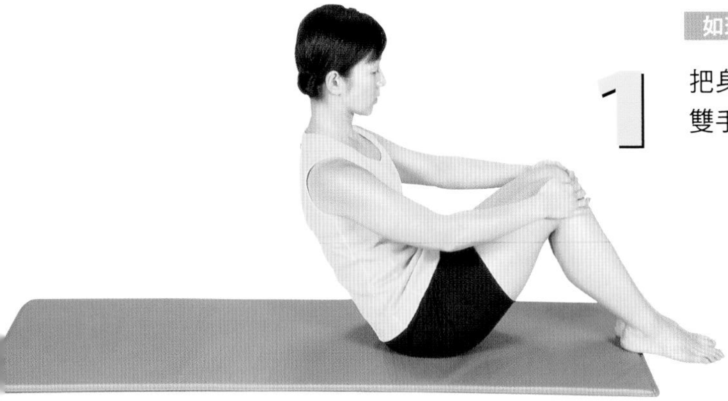

1 把身體重心放在坐骨後方，雙手輕放在膝蓋上方。

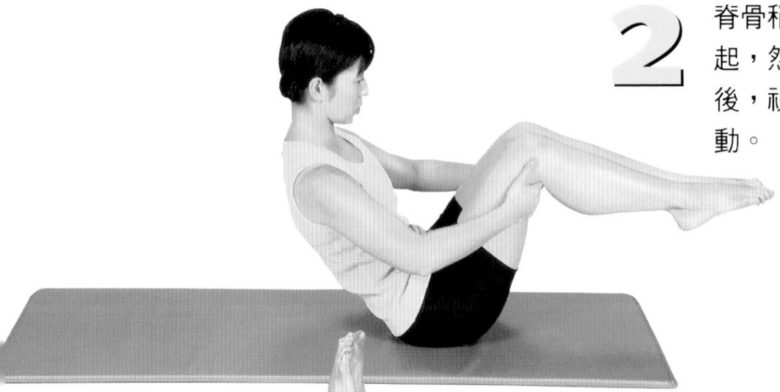

2 脊骨稍微彎曲後，把雙腳抬起，然後把雙手放在膝蓋背後，視線指向膝蓋做準備運動。

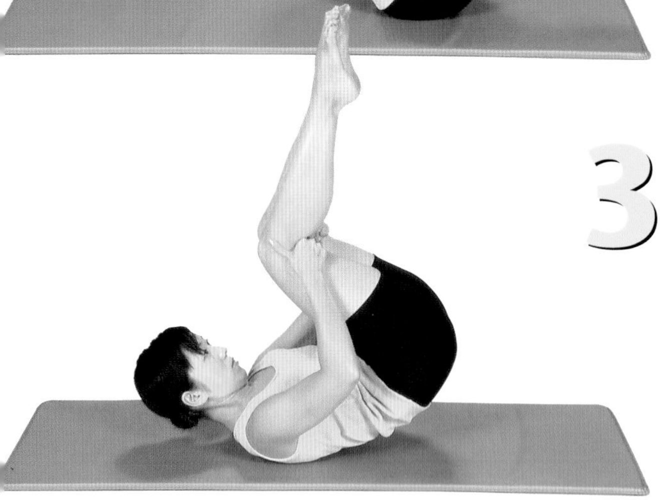

3 吸氣把脊骨先靠在墊子，然後滾動到肩胛骨附近，注意不要用反彈力且連頭部也要滾動，並意識到視線指向膝蓋就容易滾動。

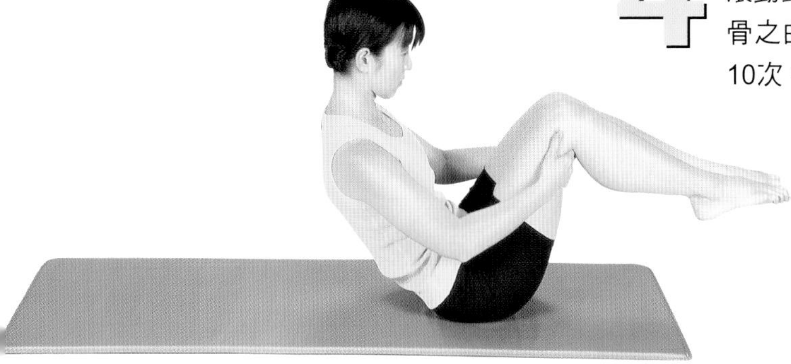

4 吐氣恢復到 2 的姿勢，從滾動到仰起時要注意保持脊骨之曲線，並反覆進行8～10次。

## 使用球

NOTICE

之1 在腹部抱著球滾動較能保持脊骨之曲線，且效果更顯著。

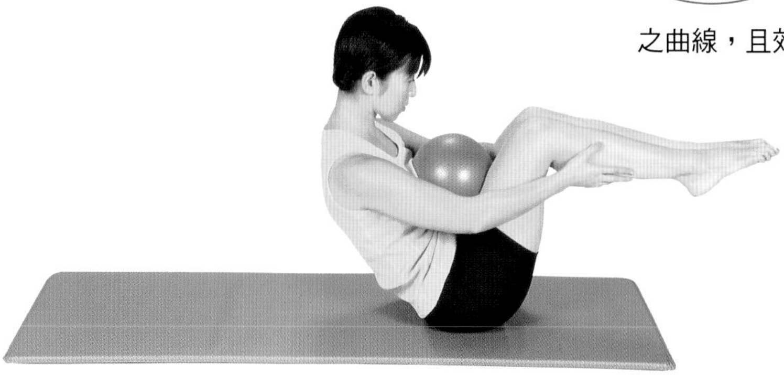

## 使用球

NOTICE

之2 肩膀容易上升之人，以雙手用力夾球可使肩胛骨更安定，肩膀不易上升。

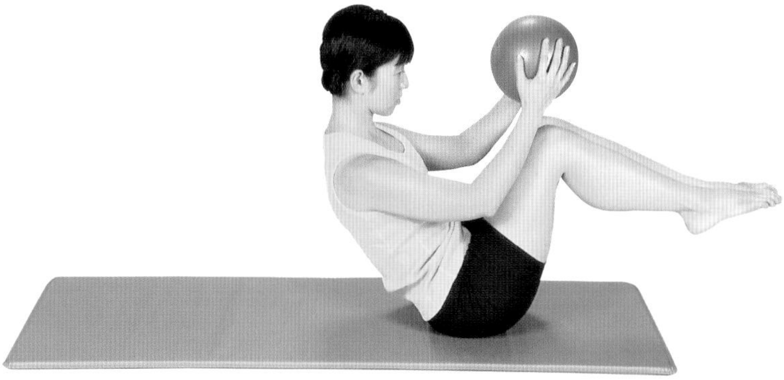

# Single Leg Stretch
## 單腿伸展

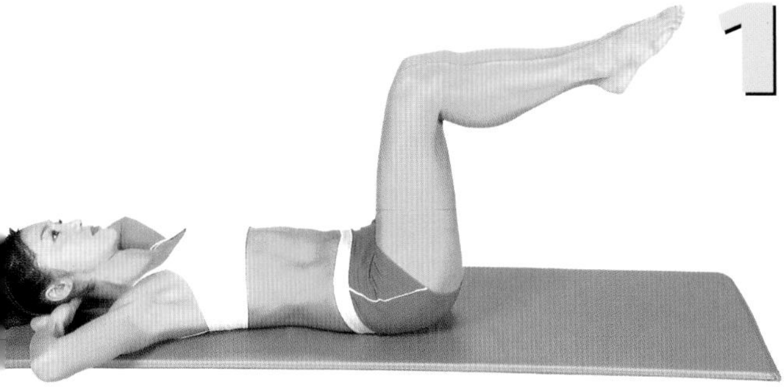

**1**

仰臥吸氣後，邊吐氣邊做緊張位置（參照P12的緊張和鬆弛），把一腳一腳抬高形成膝蓋和骨關節成90度(桌面位置)之姿勢，雙腳併攏，雙手放在頭部後面，注意頸部、肩膀不要緊張。

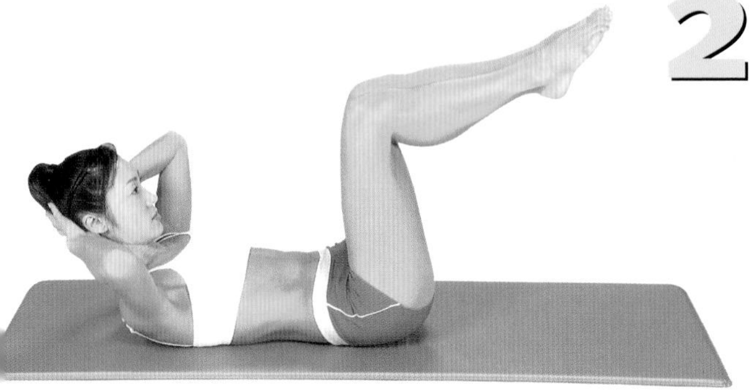

**2**

吸氣輕收下顎，吐氣把上體捲到胸口下面，然後吸氣做準備。

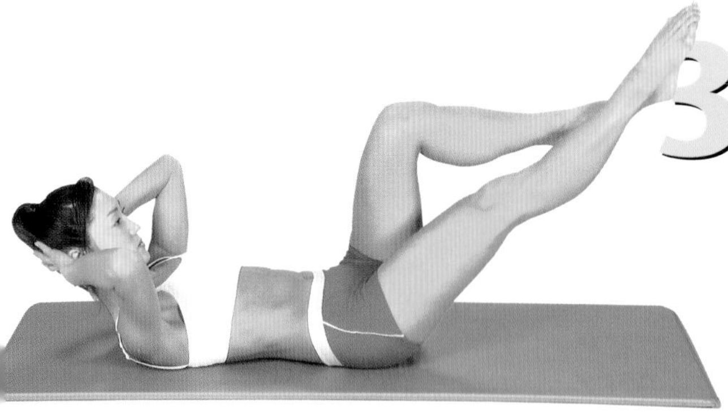

**3**

吐氣把右腳伸直，注意伸直的腳不可向下垂落。

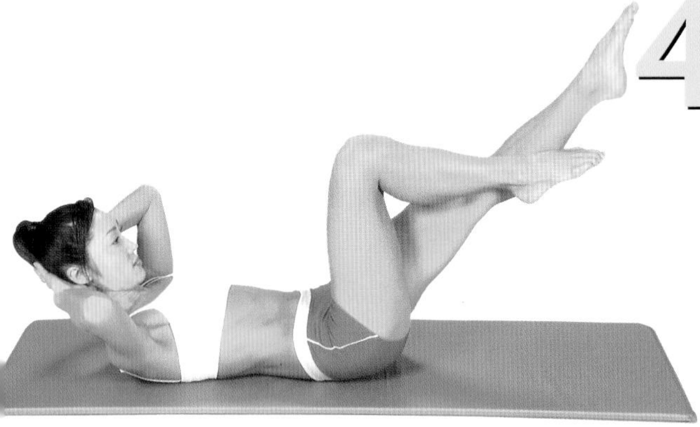

**4**

吸氣時通過 2 的位置，吐氣伸直左腳，左右算一節，反覆進行8～10次。當右腳換成左腳時要注意意識到呼吸、動作均很順暢。要點是骨盤的安定與腳部之活動是同等重要的。

## 這樣做也OK

NOTICE

對於不容易抬高雙腳之人，把另一腳放在地板上也可。

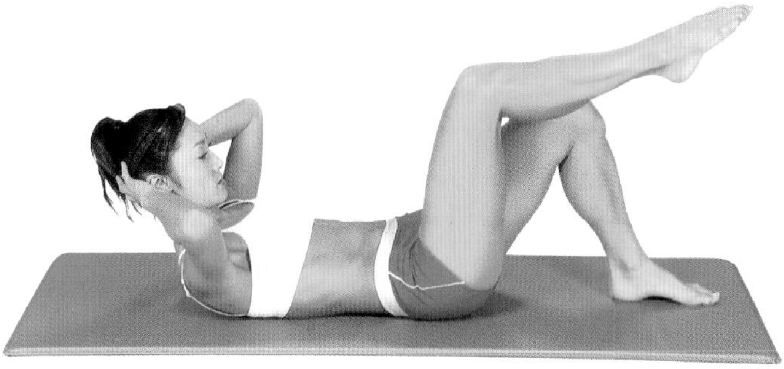

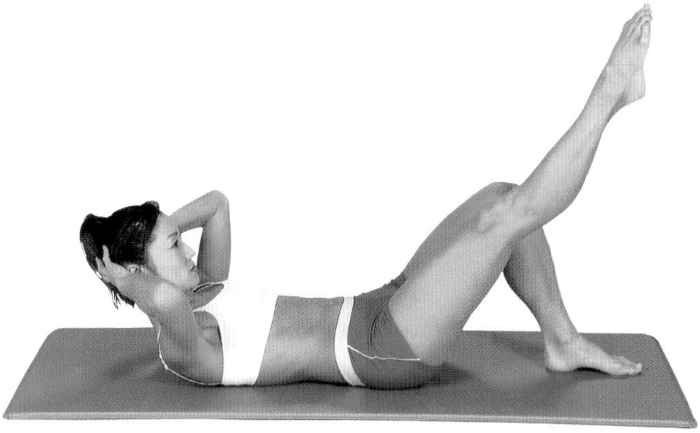

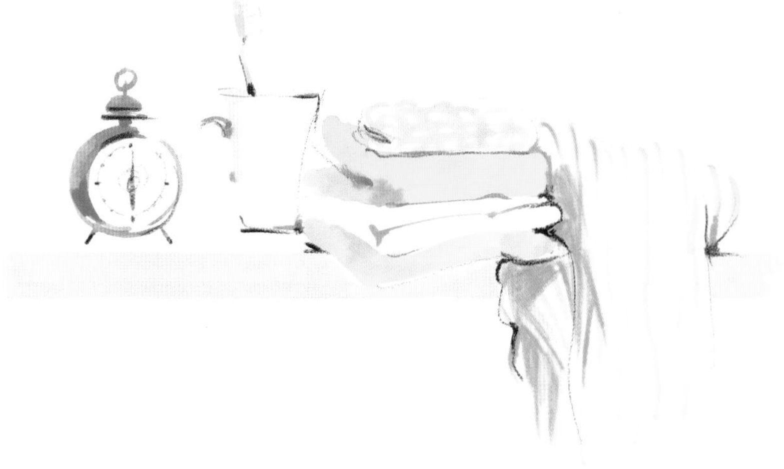

# 取得美麗的腰部線條

Obliques 即腹斜肌。意識著而使用時可使腰線產生變化。

## Obliques

腹斜肌

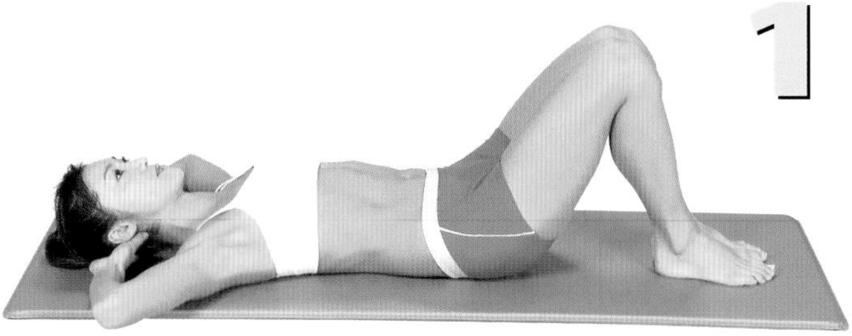

**1** 仰臥吸氣，吐氣後形成緊張位置（參照P12的緊張和鬆弛），雙手放在頭部後面，注意頸部、肩膀不可緊張。

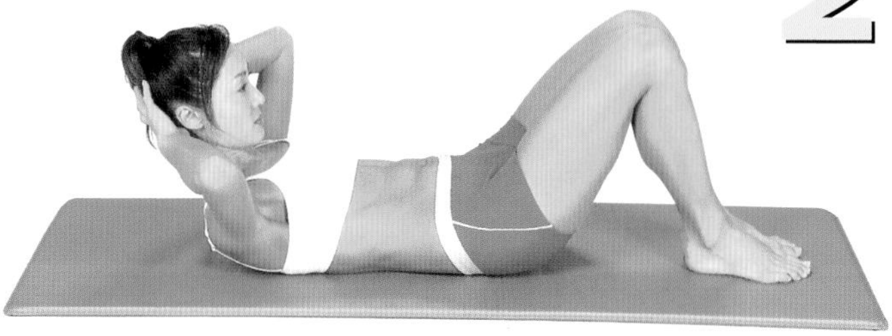

**2** 吸氣伸直頸部的背側，吐氣把上體捲到胸口下面。

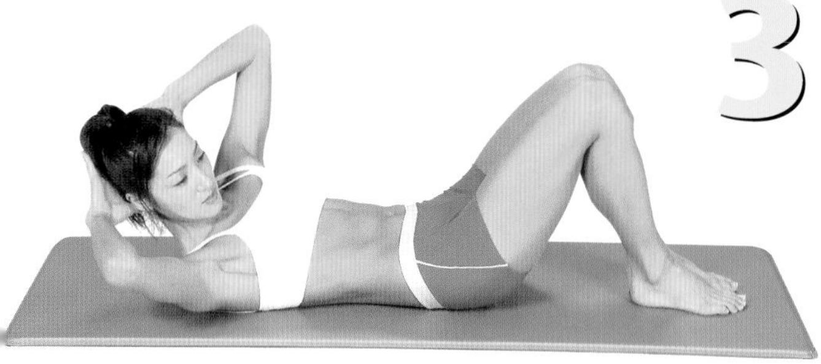

**3** 吸氣做準備，吐氣捲起然後把上體向右扭轉，注意背部不要離開墊子太多。

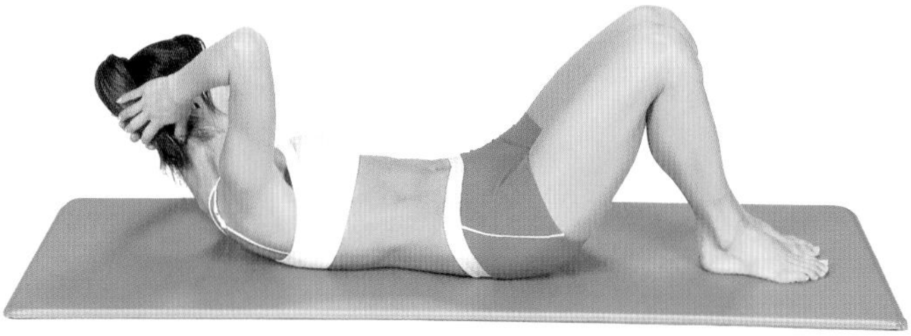

**4** 吸氣通過 2 的位置後，邊吐氣邊向左扭轉，左右算一節，反覆進行8～10次。注意不僅是意識到頭部的活動而已。

## 挑戰看看！

NOTICE

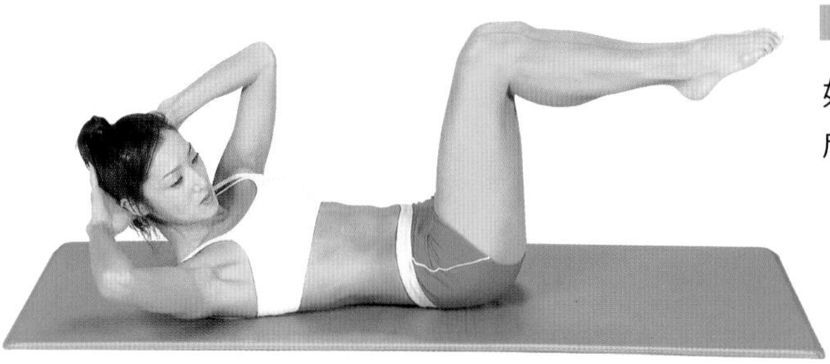

如果有餘力的話，把膝蓋形成桌面位置，效果更佳。

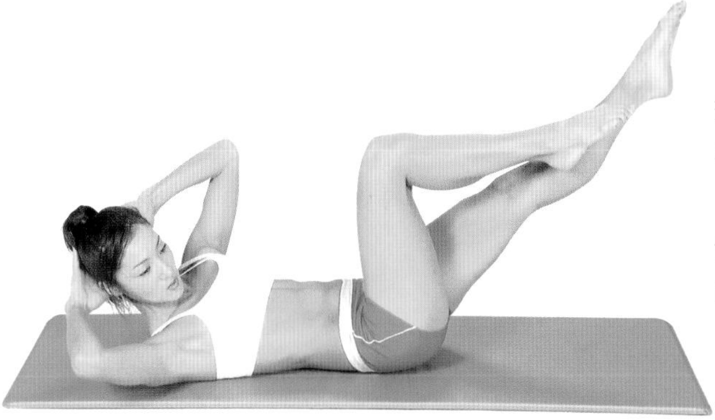

若還能進一步做的人，把和手肘形成對角之腳伸直看看，並想像伸直之腳以「單腿伸展」（參照P28）之要領來伸直。

## 注意事項

NOTICE

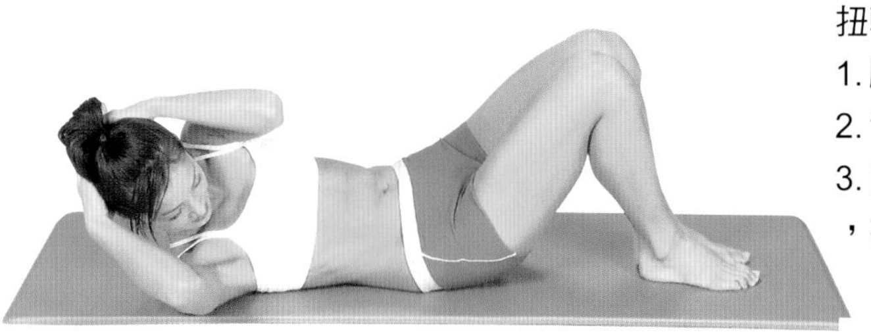

扭轉上體時要注意下列事項
1. 腰部不可抬起。
2. 背部不可抬高。
3. 豎起之膝蓋不可向外張開，把整個腳底踏在地板上。

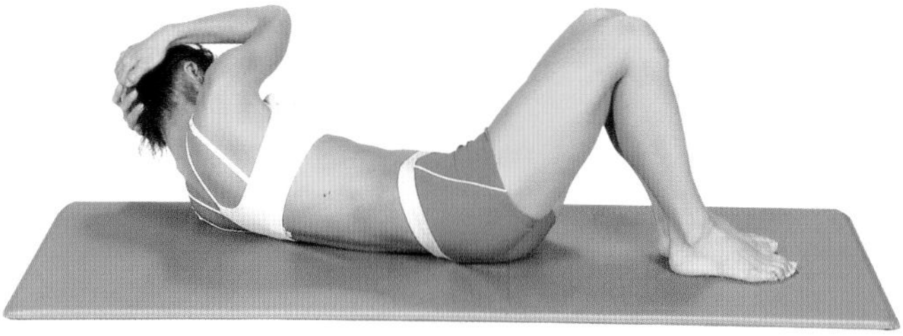

# 形成有核心之修長身材

能忍耐著雙腳抵抗之腹肌，會形成有核心之身體！

## Double Leg Stretch

**雙腳伸展**

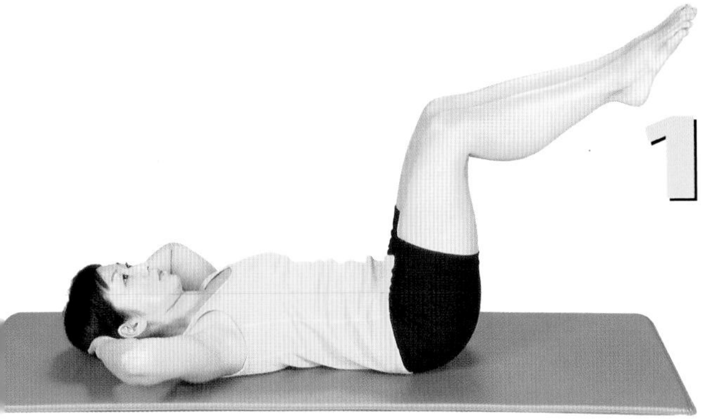

1

仰臥吸氣，吐氣形成緊張位置（參照P12的緊張和鬆弛），然後一腳一腳抬高，使膝蓋和骨關節成90度（桌面位置）之姿勢，雙腳併攏，雙手放在頭部後面，注意頸部、肩膀不可緊張。

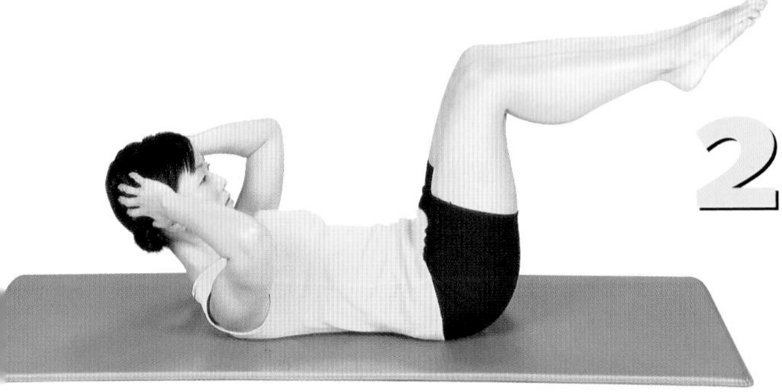

2

吸氣輕收下顎，吐氣把上體捲起。

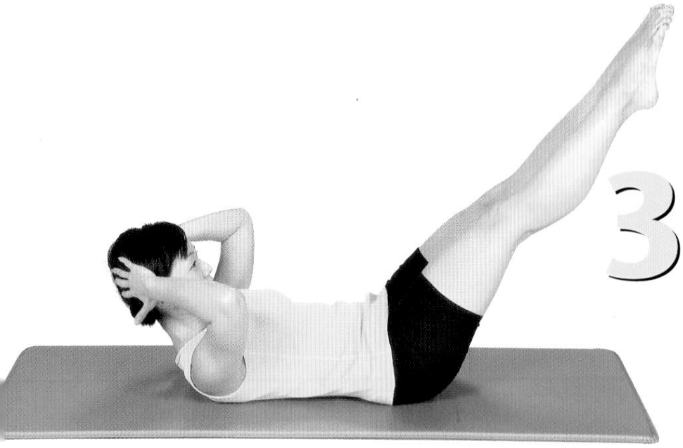

3

吸氣準備，吐氣把雙腳伸直，注意意識雙腳的位置不可向下垂落。

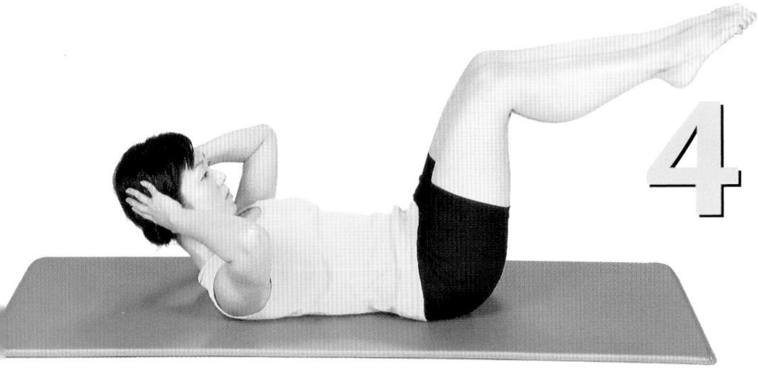

4

吸氣回到桌面位置，反覆進行5～10次。要點是骨盤的安定與腳部之活動是同等重要的。

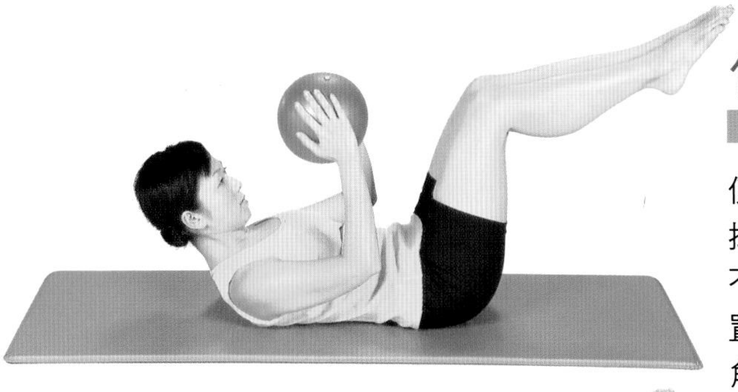

## 使用球

NOTICE

使用球可使手的動作更增加抵抗，對於有力氣做到之人不妨挑戰看看。形成桌面位置後雙手夾球，使手肘成直角。

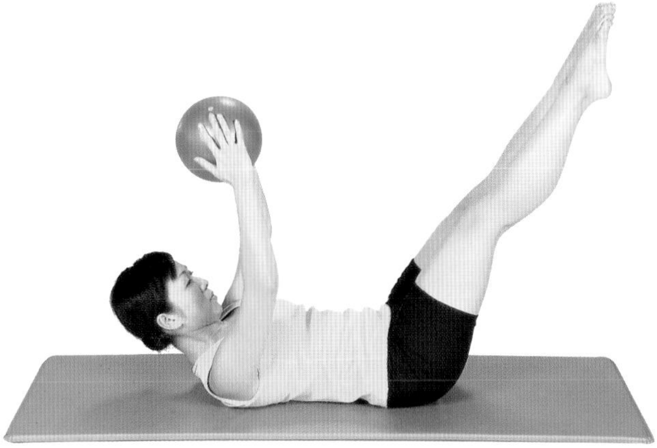

雙腳伸直之同時雙手也向上伸直，呼吸和基本形的要領相同。

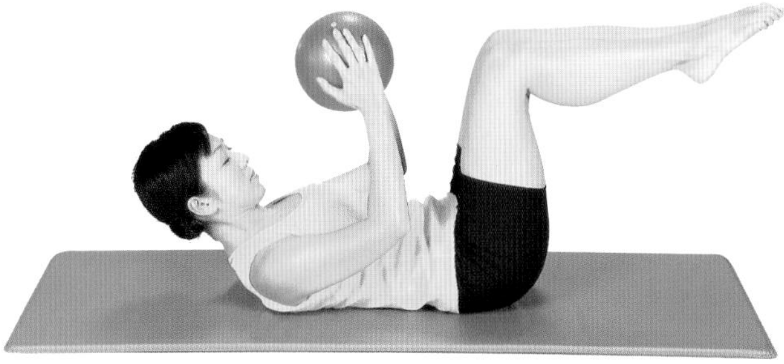

恢復到開始之位置。

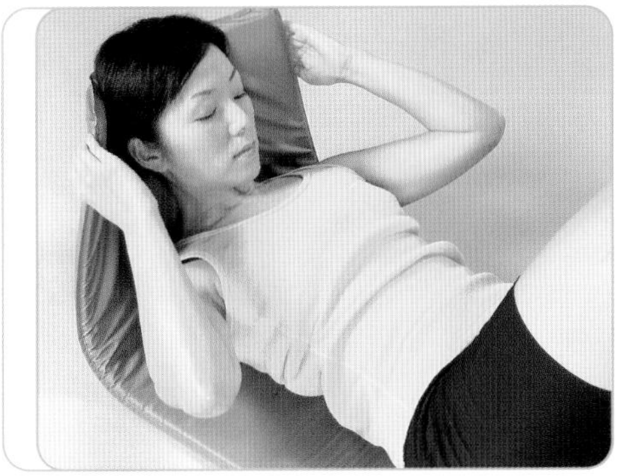

## 這樣做也OK

NOTICE

對於保持上體捲起覺得很辛苦的人，可連同鋪在下面之墊子把上體一起捲起。

這是緊縮臀部和大腿背側以及內大腿之運動

緊縮背側變成修長美腿之人


# Shoulder Bridge

## 肩橋

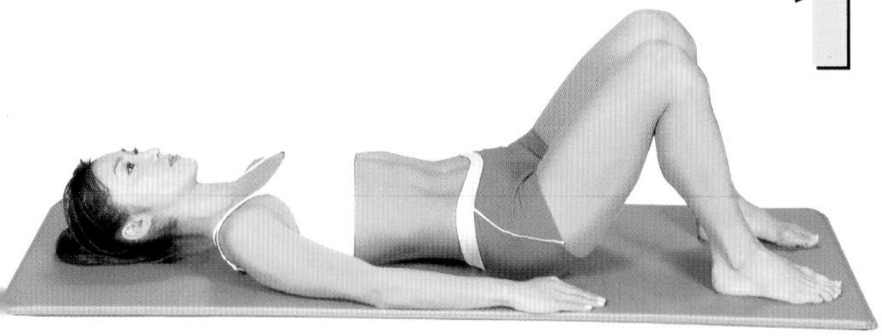

**1** 仰臥豎起膝蓋後，把腳跟稍微拉向臀部，雙腳打開與腰同寬，膝蓋和腳尖、鼻子指向同一方向。注意不要變成緊張位置之姿勢。

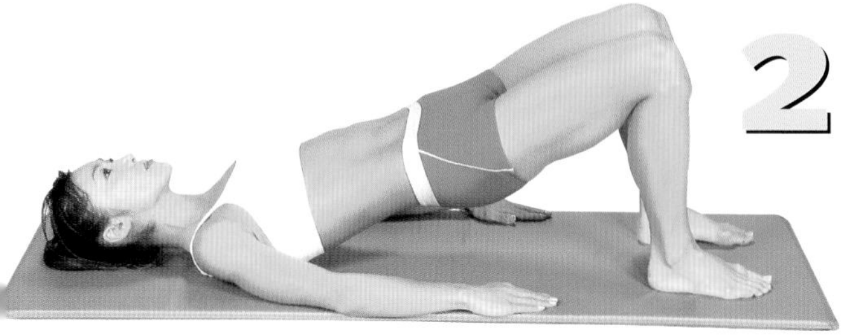

**2** 吸氣準備，吐氣把臀部抬高，身體重心不要放在頸部，抬起身體保持肩胛骨不離開墊子之程度。意識著臀部、大腿內側、腹肌，並想像從肩胛骨到膝蓋像一片木板。注意腹部不可突出，臀部不可垂落。

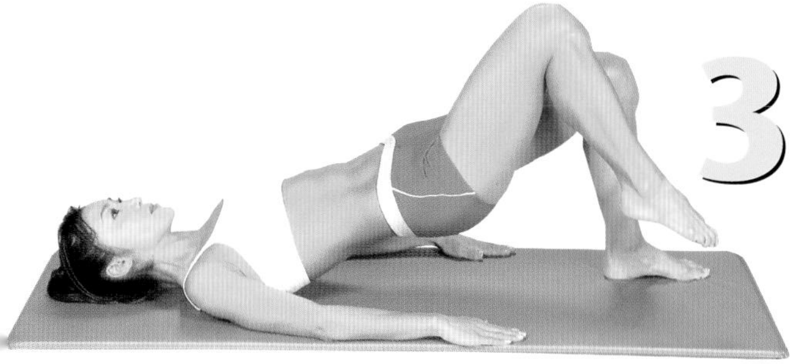

**3** 吸氣把右腳稍微抬高後，吐氣把腳尖輕放在地板上，以吸氣、吐氣有節奏之呼吸反覆進行5次。在做動作時身體不可搖晃。

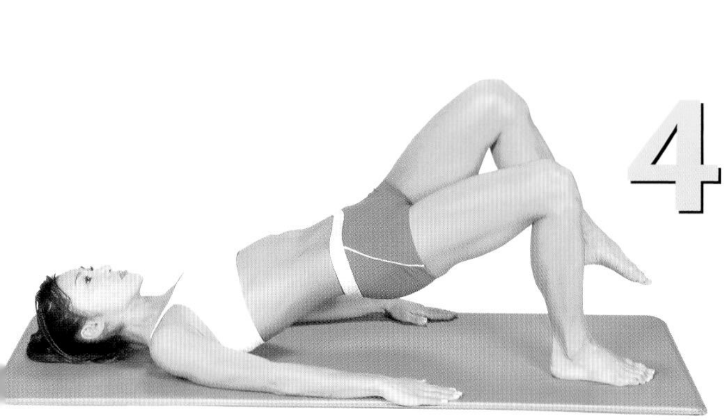

**4** 右腳放下後，左腳也以相同要領做動作，左右算一節反覆進行 3 ～ 5 次。

# 運動下腹部來消除突出之腹部

以此運動來消除令人介意的下腹部

## Roll Over

滾動

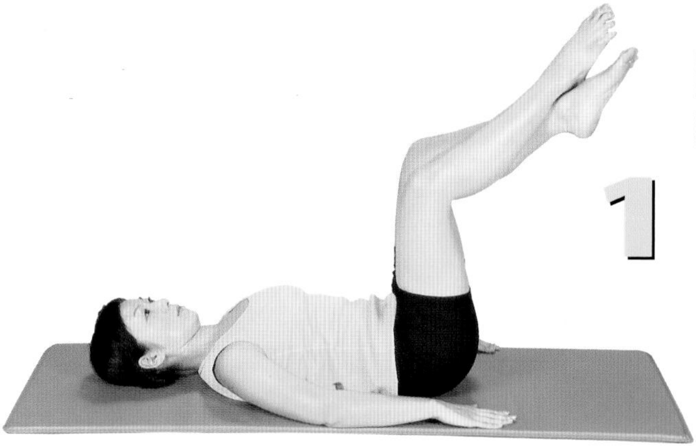

**1** 仰臥形成桌面位置，雙腳腳踝交叉，此時不要忘記緊張位置（參照P12的緊張和鬆弛）吸氣做準備。

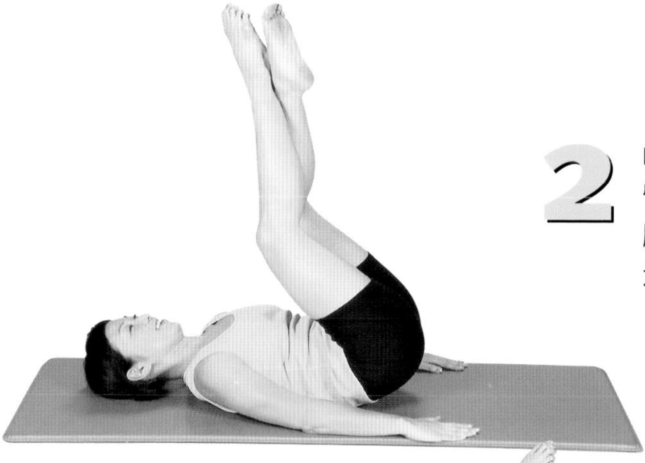

**2** 吐氣把下腹部凹陷下去，使臀部離開墊子，以頸部和肩膀周圍不用力之程度即可，注意不可以腳的力量來抬高。

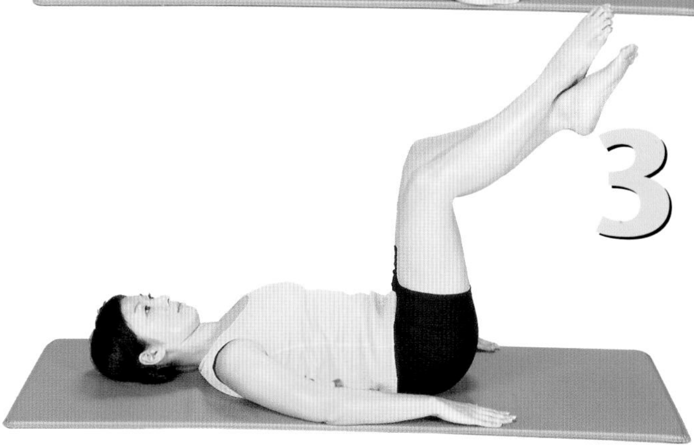

**3** 吸氣把離開墊子的部份依序慢慢恢復原狀，恢復到開始位置，然後反覆進行6～8次。

### 這樣是不對的

NOTICE

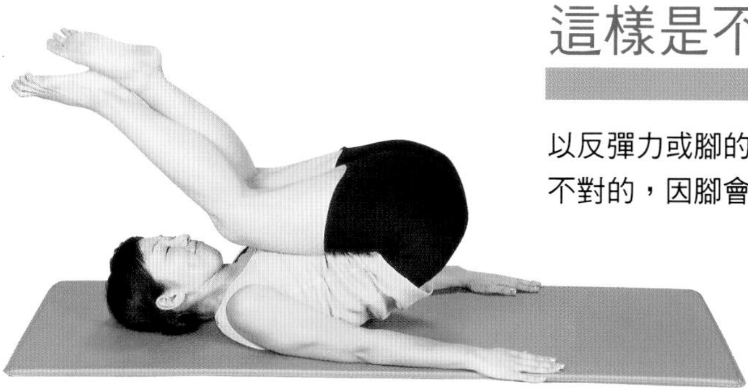

以反彈力或腳的力量來做是不對的，因腳會過度仰起。

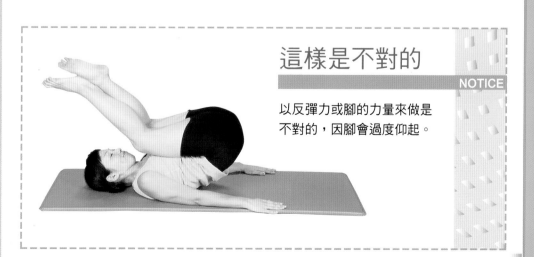

# Leg Pull Front Prep

**以匍匐姿勢抬腳**

把身軀當作一片木板來使用時，必須要用到腹肌和脊骨周圍所有的肌肉

## 意識脊骨周圍的肌肉來形成美麗的姿勢

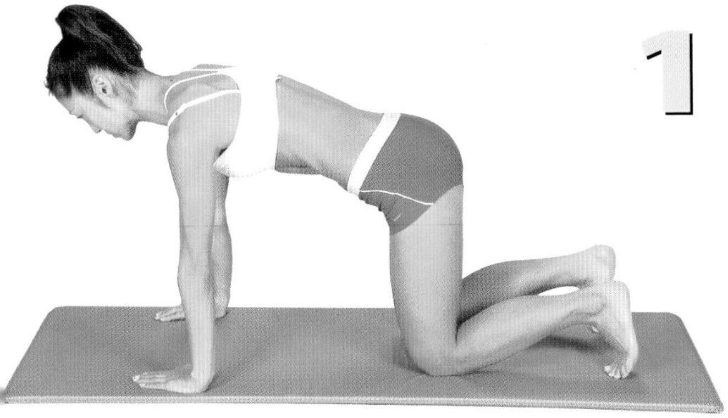

1 雙手打開與肩同寬，雙腳打開與腰同寬，雙手和雙膝蓋著地，手掌在肩膀下方，膝蓋放在臀部正下方，此時注意腰部不可仰起或彎曲。

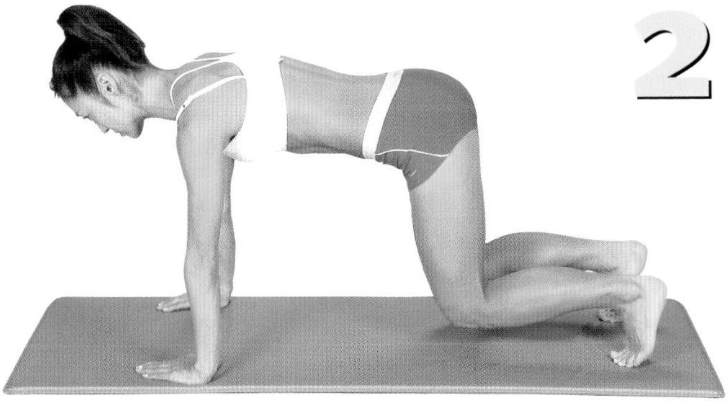

2 豎起腳尖吸氣準備，吐氣把雙手稍微從墊子上抬起。

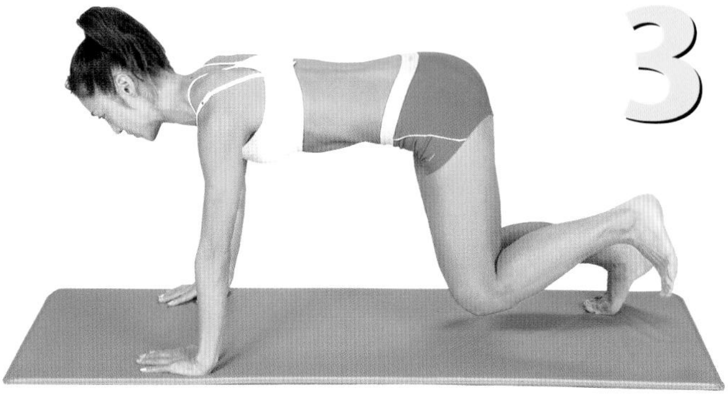

3 吸氣把右腳腳尖稍微離開墊子。

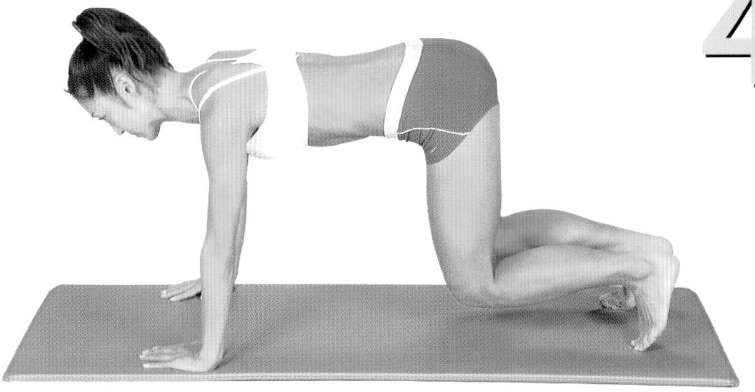

**4** 吐氣把左腳恢復到 2 的姿勢。

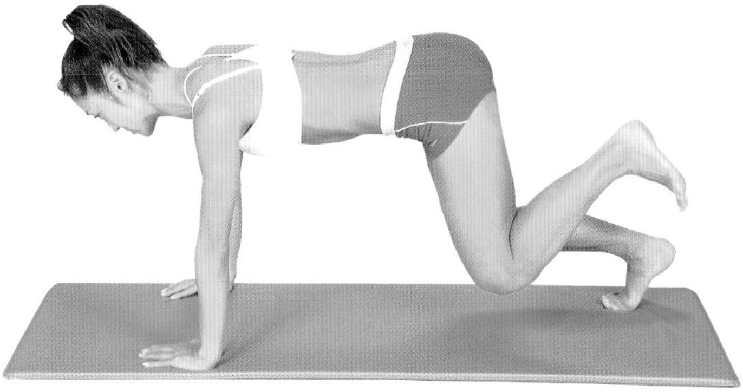

**5** 以吸氣、吐氣有節奏之呼吸，把腳尖從地板抬高、放下，反覆進行5次。注意骨盤不可搖晃傾斜，頭部不可垂落下。右腳也以相同要領做動作。

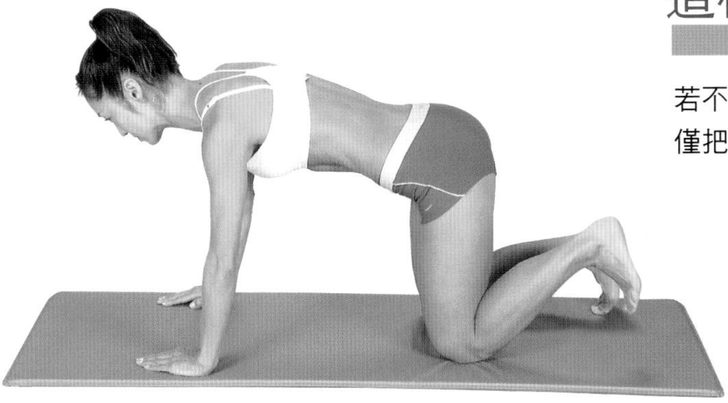

## 這樣做也OK

NOTICE

若不能像在 3 中抬高單腳，僅把腳尖離開墊子也可以。

# Side Leg Lift Series 1

## 抬起側腿系列 1

**鍛鍊大腿，變成修長之長腿美人！①**

這是使用大腿的肌肉之運動。不僅用腳也用腹肌保持平衡，其效果更佳。

**1** 把身體的右側朝下，橫臥。右手伸直放在頭部下面，左手放在胸前來支撐身體，意識從頭部伸直到腳尖，使身體成一直線。注意下面的側腹不要垂落下。

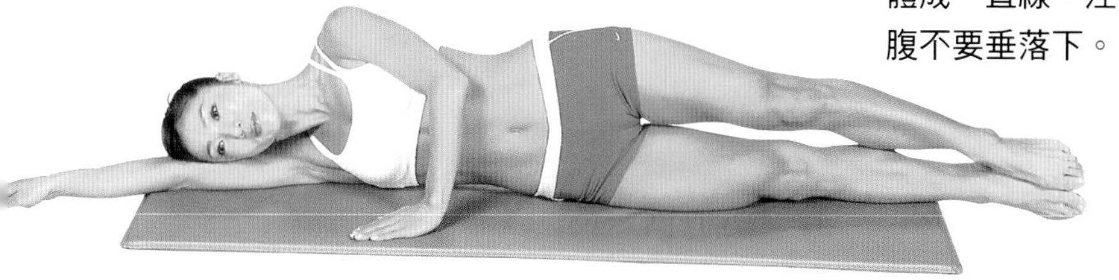

**2** 吸氣把左腳抬高與腰同高度，並意識腳尖為伸直之狀態（要點），然後把力量集中在腹部，使身體不要搖晃。

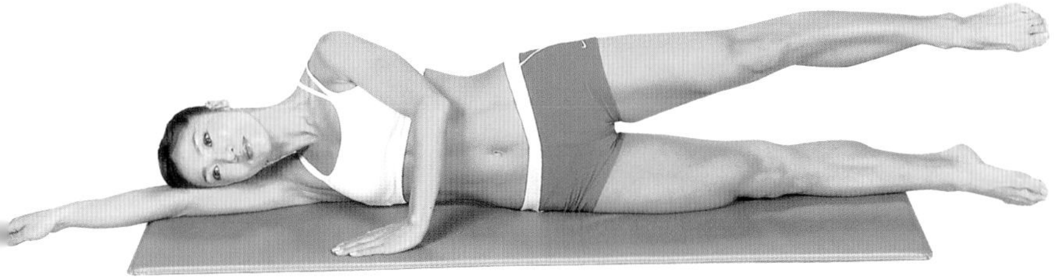

**3** 吐氣鉤起左腳腳踝（彎曲），想像把腳跟向遠方推出，然後回到 1 的姿勢，反覆進行5～10次，反側也相同做法。

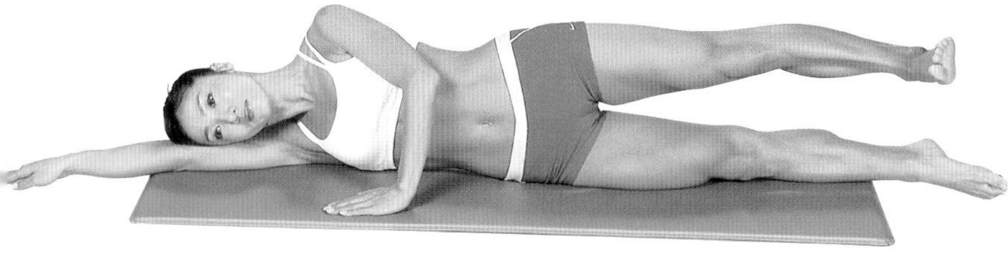

## 注意事項

NOTICE

橫臥時因身體的中心線彎曲，會使下面的腹部容易垂落，注意不可完全貼在地板上。

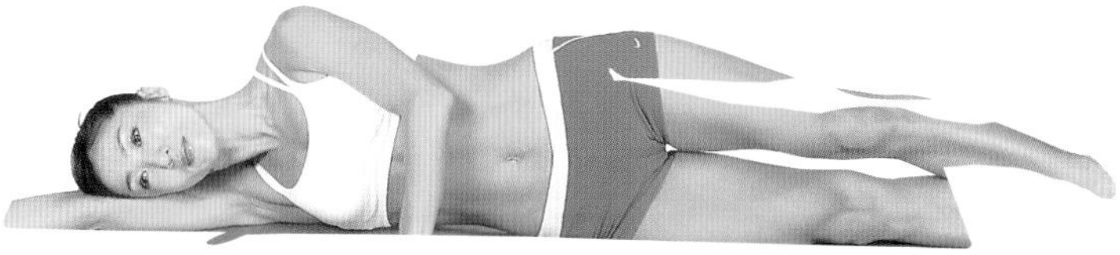

## 這樣做也OK

NOTICE

橫臥時，頸部不舒服的話可在頭部下面放枕頭等來支撐，如此較容易進行動作。

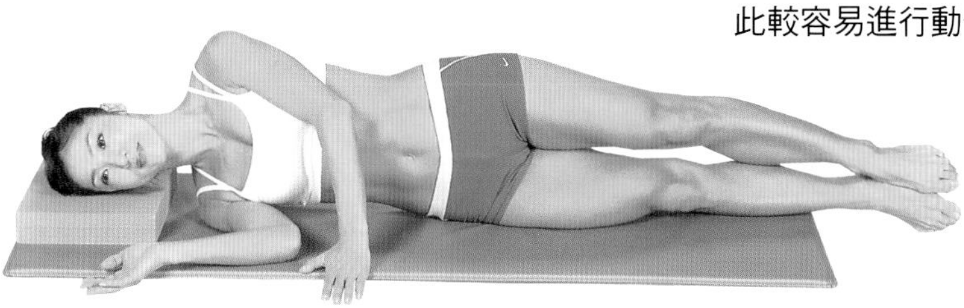

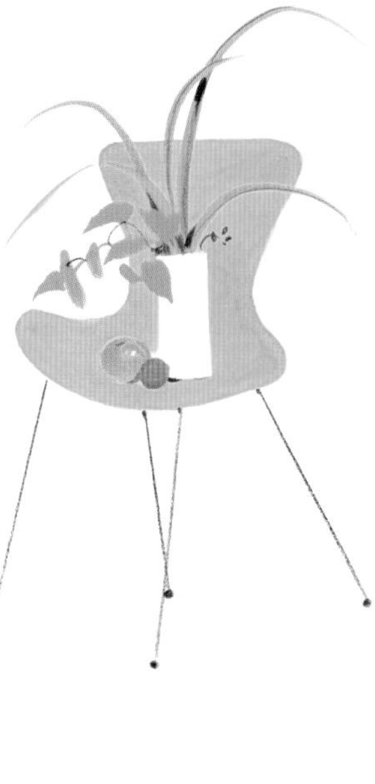

# Side Leg Lift Series 2

## 抬起側腿系列 2

1 身體右側朝下橫臥，右手伸直放在頭部下方，左手放在胸前支撐身體。意識從頭部伸直到指尖，使身體成一直線，注意下面的腹部不可垂落下。

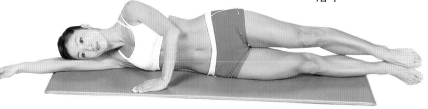

2 吸氣把左腳抬高到與腰同高。

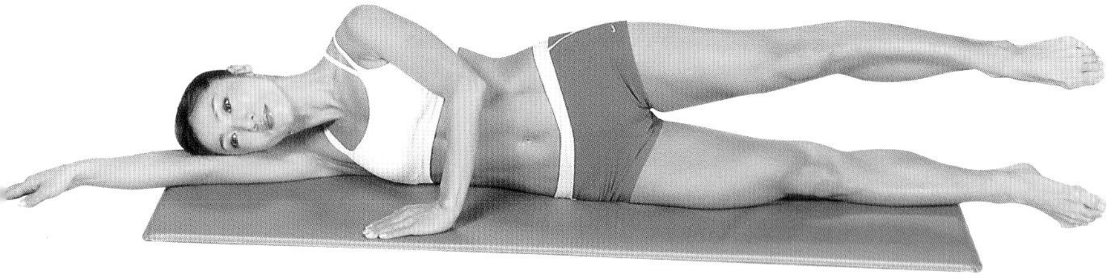

3 邊吐氣邊把右腳抬高和左腳併攏，意識著緊縮內大腿，然後持續吐氣把雙腳放下，並想像如一直線之身體，不會因為腳之動作而瓦解，反覆進行5～10次，反側也相同做法。

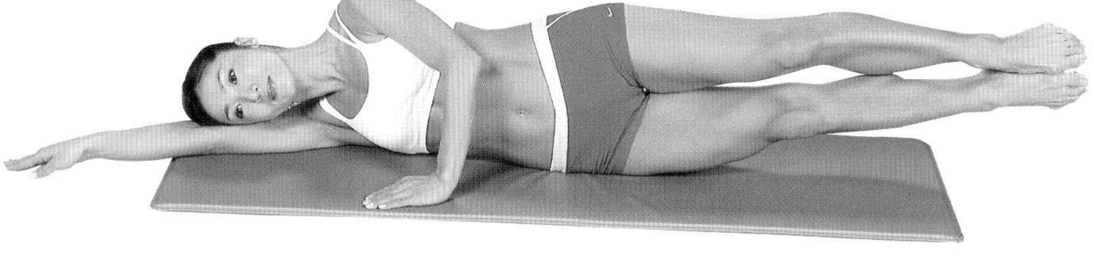

# 可形成小蠻腰

這是徹底使用側腹之運動

## Side Bent

側彎

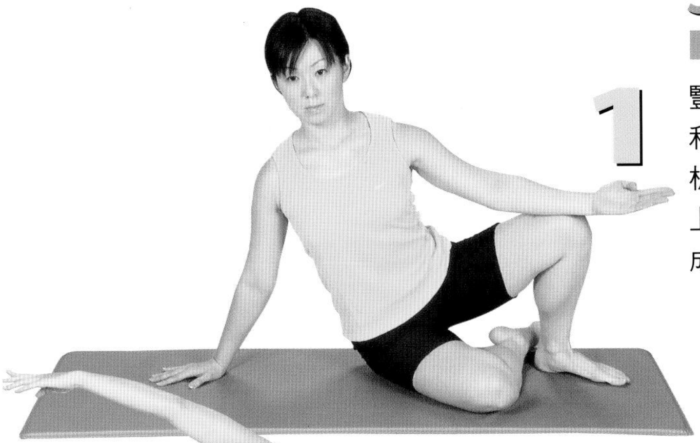

**1** 豎起左腳而坐下，注意骨盤和臉朝向前面，右手放在地板上，左手放在豎起之膝蓋上，從橫向看來身體好像形成一片木板之形象。

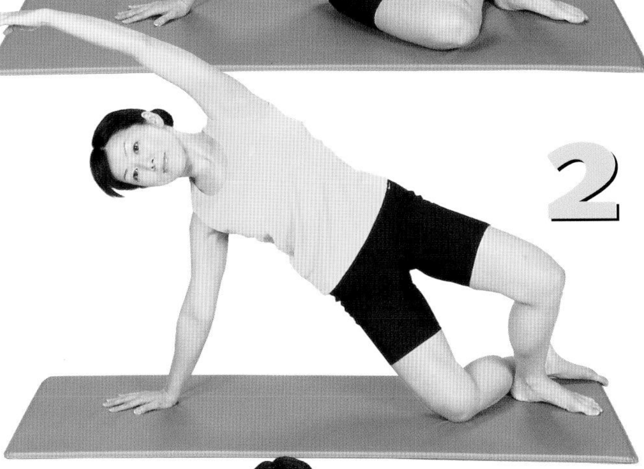

**2** 吸氣後，邊吐氣邊把左指尖拉向遠方一般，豎起左腳之膝蓋，注意骨盤不可搖晃、彎曲，儘量緊縮右邊側腹。

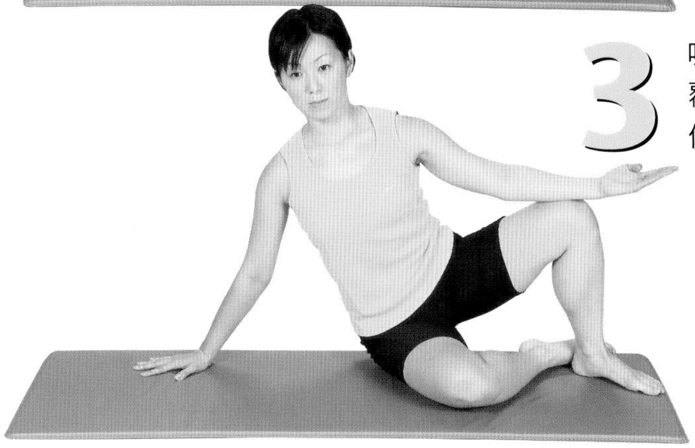

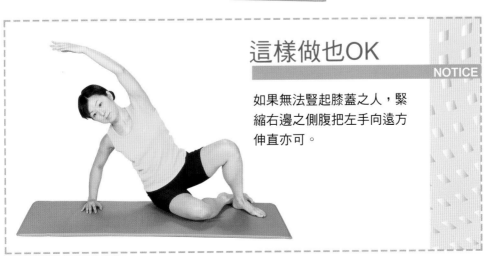

**3** 吸氣恢復到開始之姿勢，反覆進行3～5次，反側也相同做法。

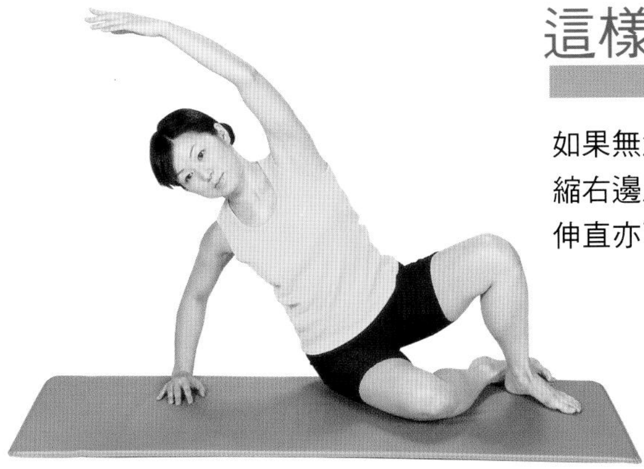

### 這樣做也OK

NOTICE

如果無法豎起膝蓋之人，緊縮右邊之側腹把左手向遠方伸直亦可。

# 從臀部開始變成修長大腿之線條

這也是具有伸展大腿前側、以及臀部和大腿背側之效果的運動。

## Single Leg Extension

### 單腿伸展

**1** 雙腳打開比骨盤還寬而俯臥，作為重點的腳尖向外側，把雙手重疊放在額頭上，吸氣把肩胛骨靠近，成V字放下，注意下腹部的力量要放鬆，肋骨不可張開。

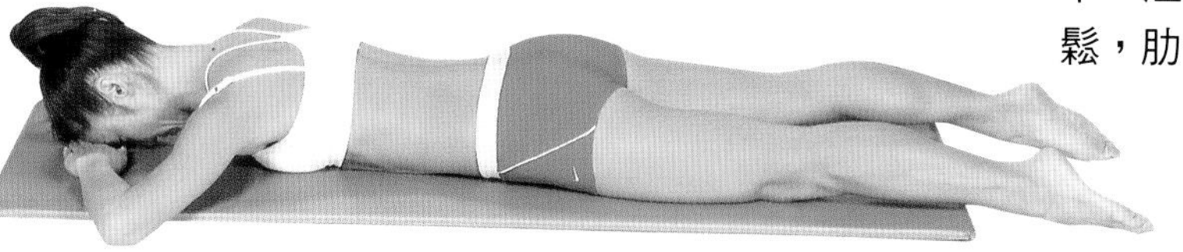

**2** 把腰骨和恥骨確實壓在墊子後，吐氣把左腳抬起離開墊子，此時意識著骨盤安定之位置，並想像把腳尖向遠方伸直。

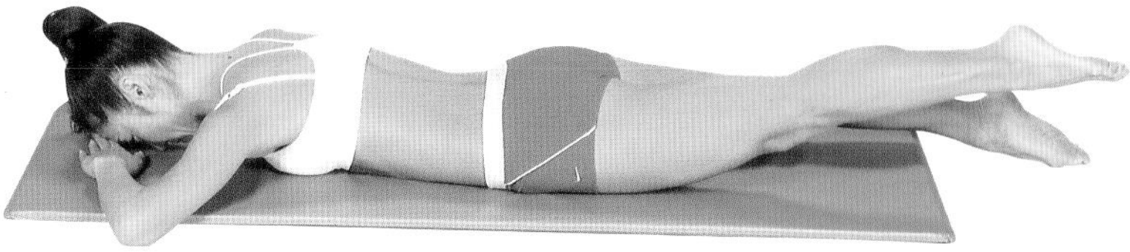

**3** 吸氣後，以腳尖拉向遠方之感覺的狀態恢復到 1 的開始位置。

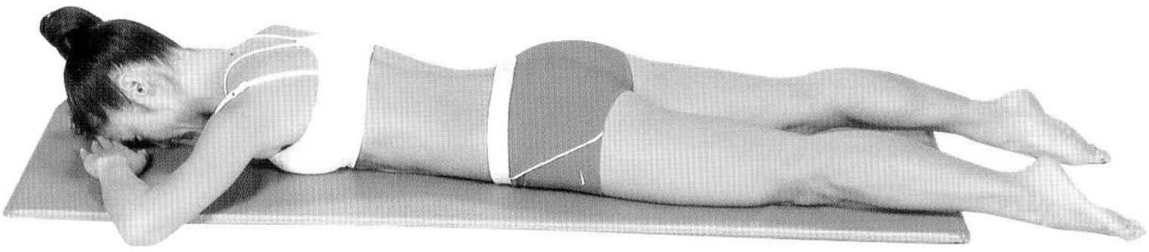

4 吐氣，把右腳向遠方伸直而離開墊子。

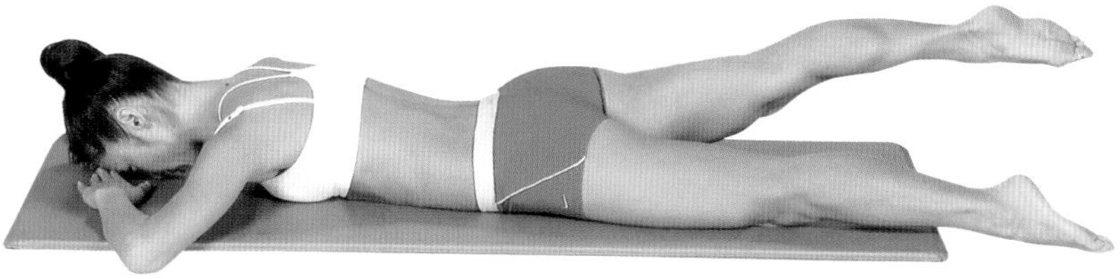

5 以此姿勢把左腳抬高，然後把雙腳的腳尖向遠方伸直，注意腰不可向後仰，反覆進行6～8次。

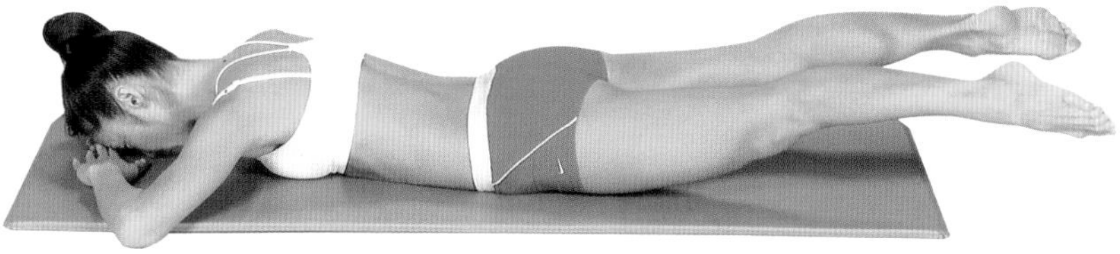

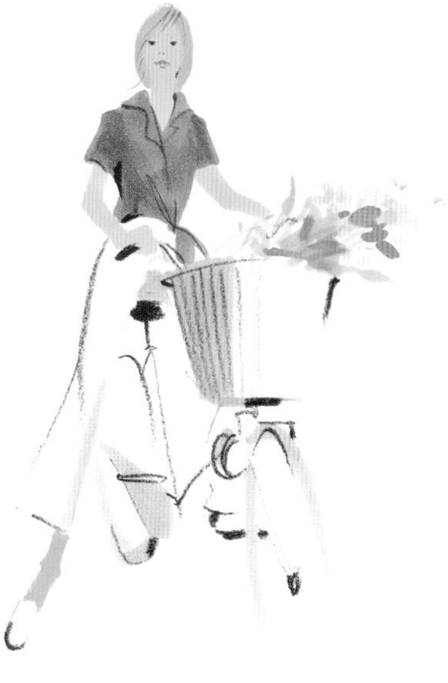

# Swimming Prep

## 游泳預備動作

## 意識著容易表現出年齡和變化的背部

顧名思義像游泳般活動的運動。必須像游泳般充分使用全身。

**1** 雙手打開與肩同寬，雙腳打開與腰同寬而俯臥，為使骨盤安定要把腰骨和恥骨壓在墊子上。吸氣，把肩胛骨放下，並意識到頸部周圍很清爽之感覺。

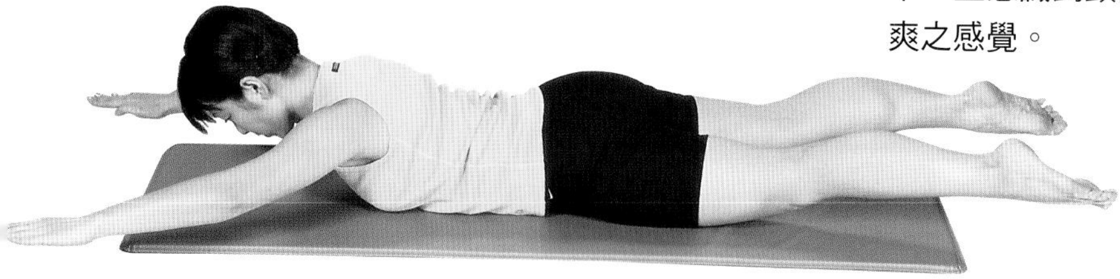

**2** 邊吐氣邊把左手和右腳稍微抬高，並想像對角之手腳向遠方伸直，注意腰不可後仰且以俯臥之姿勢肋骨很容易張開。

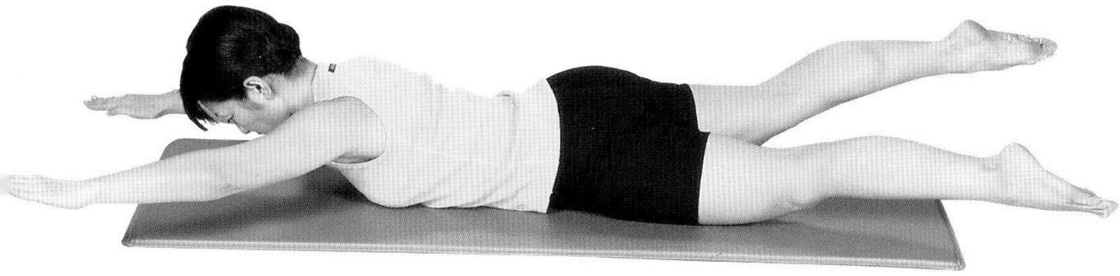

**3** 吸氣把手腳放下，吐氣後這次換右手和左腳從墊子上抬起，注意臀部不可用力為其要點，反覆進行 3 ～ 5 次。

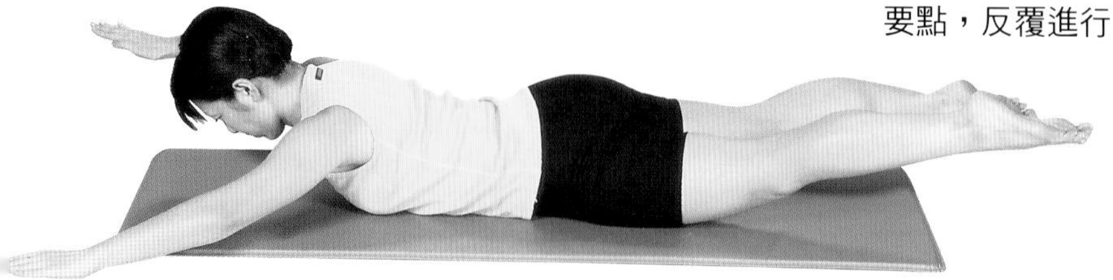

**4** 運動後，從緊張的腰部周圍伸展背部，正坐後把膝蓋稍微向外張開，然後把上體向前傾，慢慢深呼吸，像把氣吸入背部後吐出，然後放鬆。

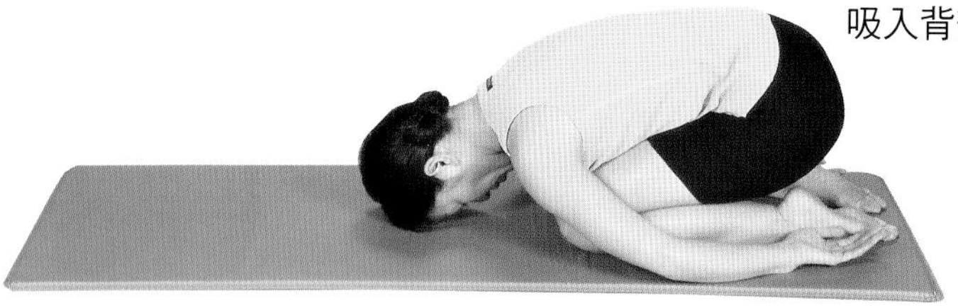

## 這樣做也OK

如果同時抬高手腳有困難時，可採用此法。

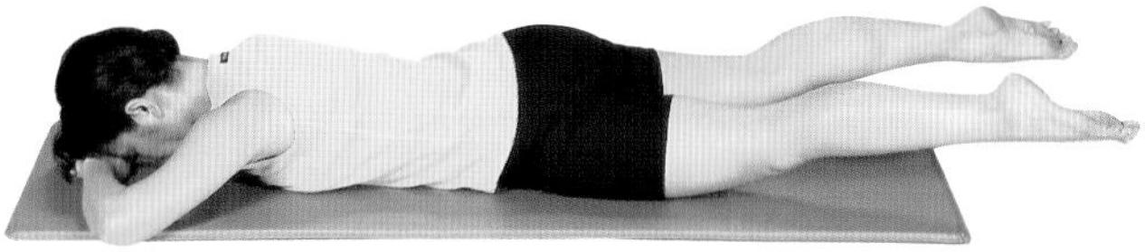

1 和 1 的開始位置相同（參照P44），吸氣準備後，吐氣把右腳從墊子上稍微抬高，並想像抬高之腳隨時向遠方伸直。

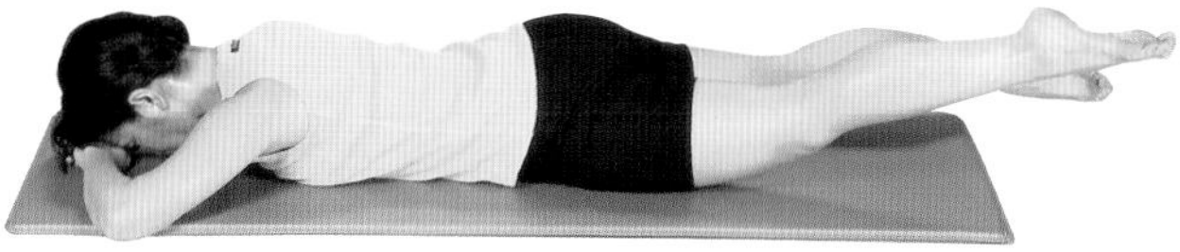

2 吸氣把右腳放下，吐氣把左腳抬高。

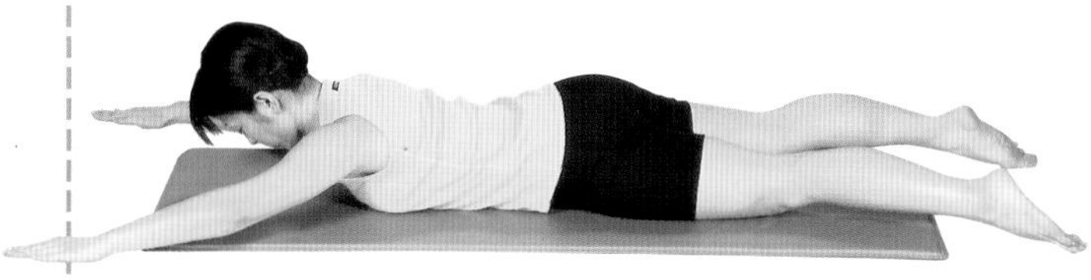

3 雙腳放在墊子上，把雙手向前方伸直。

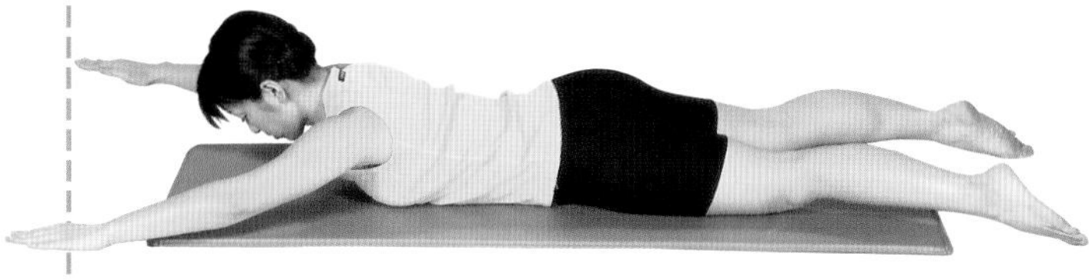

4 吸氣把肩胛骨以V字向下放，吐氣把右手從墊子稍微抬高，並想像指尖向遠方伸直。

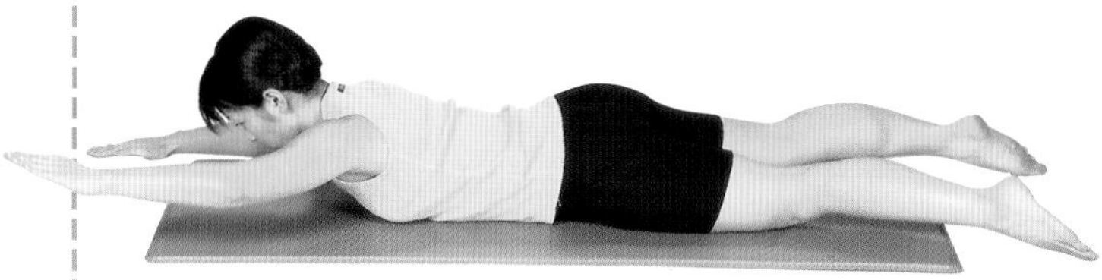

5 吸氣把右手恢復原狀，吐氣把左手稍微抬高，左右算一節，反覆進行3～5次。

# 彼拉提斯整理運動

# Pilates Cool down

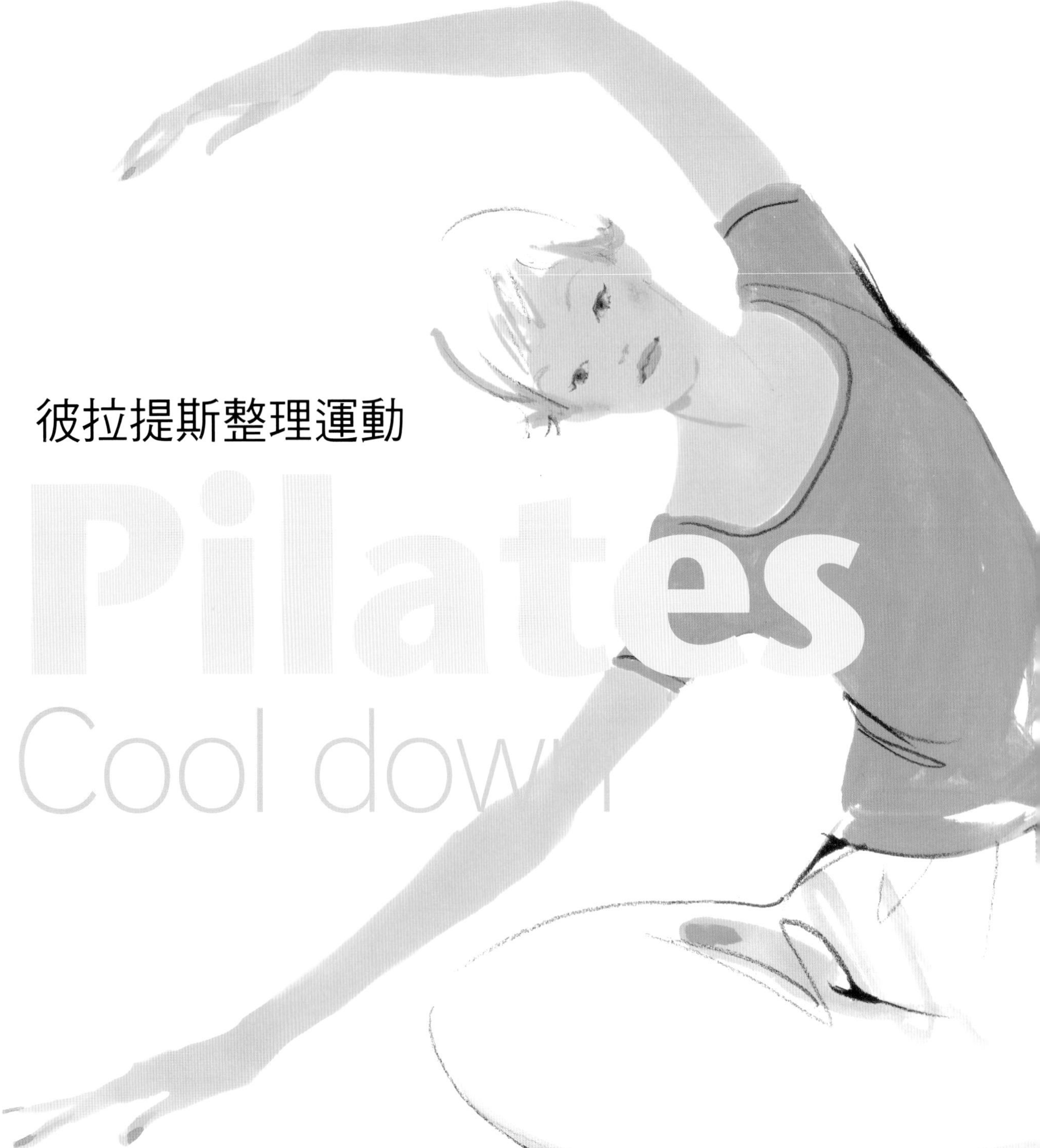

# 時時感受脊骨之活動

運動後一定要做的，和辛苦的身體進行對話

## Spine Stretch Forward

### 脊骨伸展運動

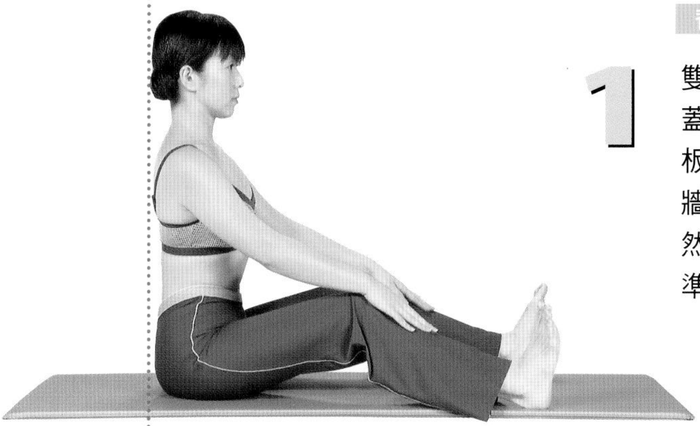

1 雙腳打開與腰同寬坐下，膝蓋輕輕彎曲，腳尖朝向天花板的方向，並想像背部有道牆壁而有意識的豎起骨盤，然後雙手放在膝蓋上，吸氣準備。

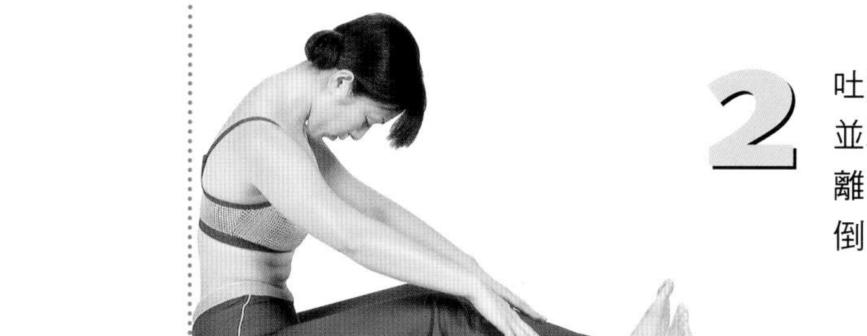

2 吐氣，首先感受頭部重量，並以此重量把脊骨一節一節離開牆壁，而把上體向前傾倒。

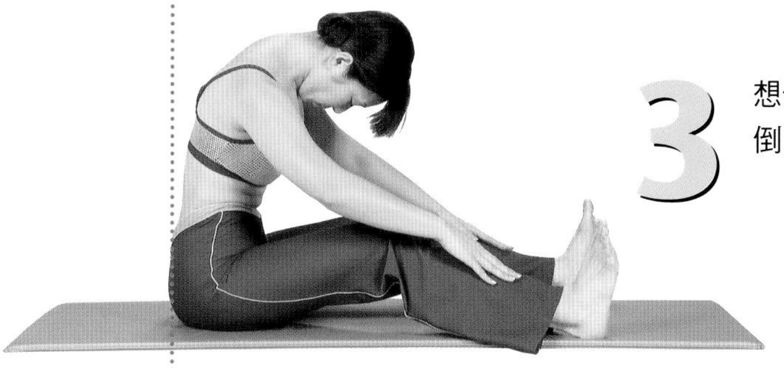

3 想像能推到胸口般把上體傾倒，並意識到能碰到腹部。

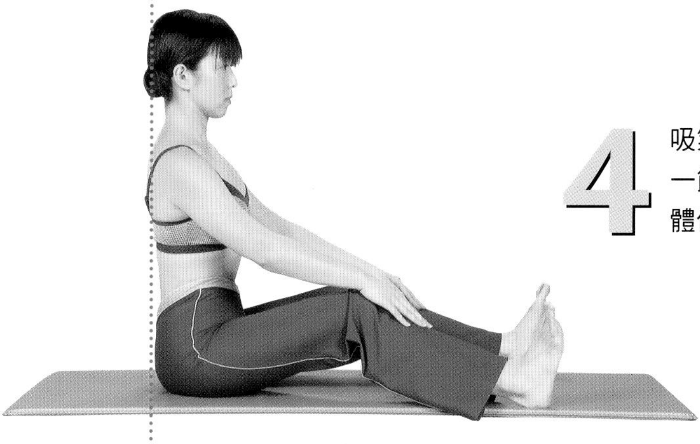

4 吸氣，這次想像把脊骨一節一節堆回骨盤上，然後把身體仰起，反覆進行3～5次。

## Mermaid

美人魚

# 舒適地伸展側腹部

身體的橫側也要伸展，伸展到舒適之姿勢即可

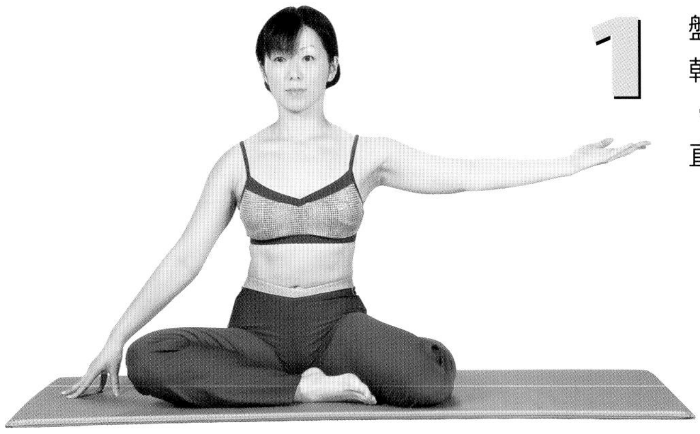

**1** 盤腿坐下，豎起骨盤，身體朝正前方。右手放在地板上，左手與肩同高向橫方向伸直。

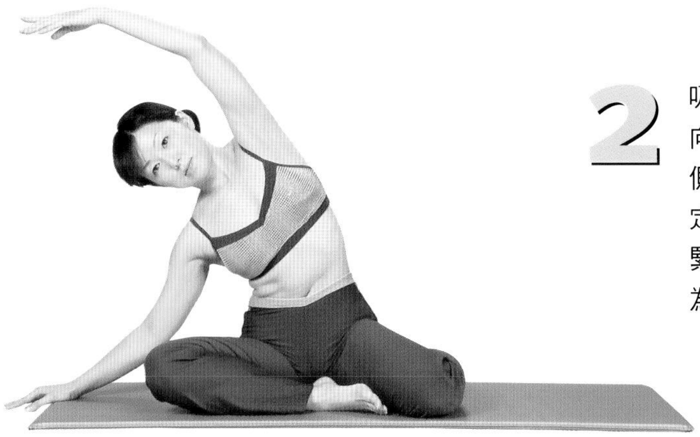

**2** 吸氣，邊吐氣邊把左手指尖向遠方伸直，然後上體向右側傾倒。左邊的臀部確實安定在墊子上後，把右側腹再緊縮而伸展到能感受到舒適為止。

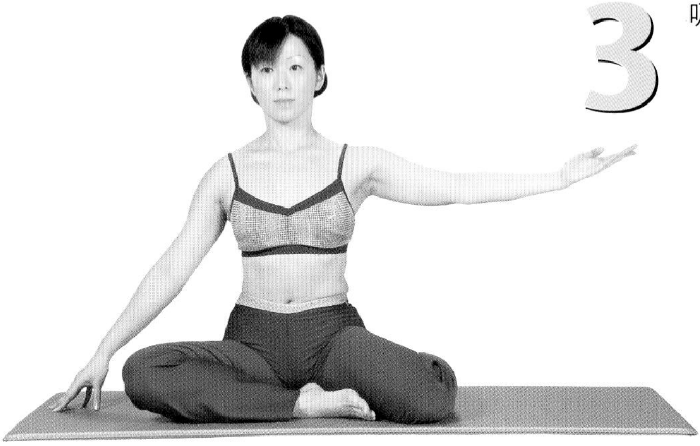

**3** 吸氣恢復到 1 的位置。

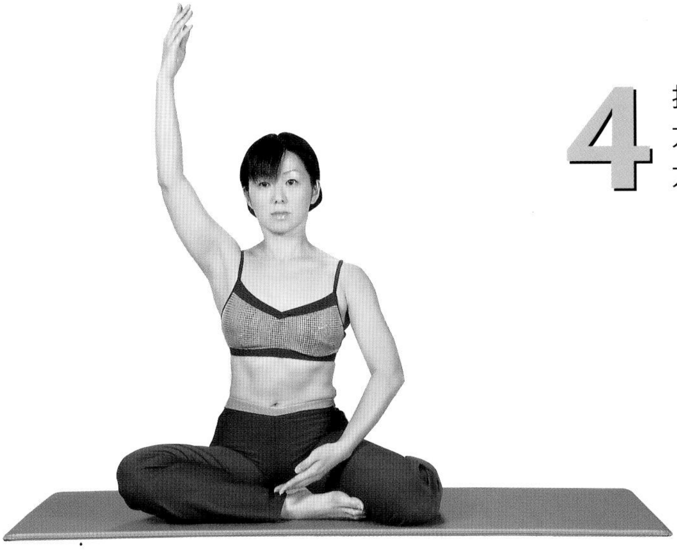

4 把左手放在身體的前面下方，把右手舉高在頭部上方。

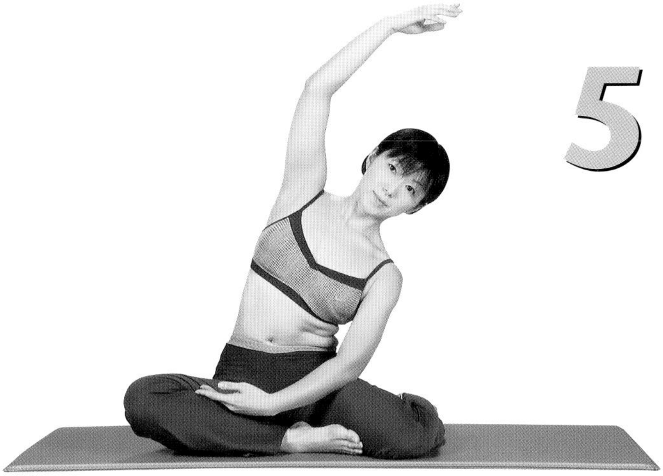

5 上體傾倒後，吐氣把右手指尖向遠方伸直。右邊的臀部安定在墊子上，儘量緊縮左側腹效果更佳。

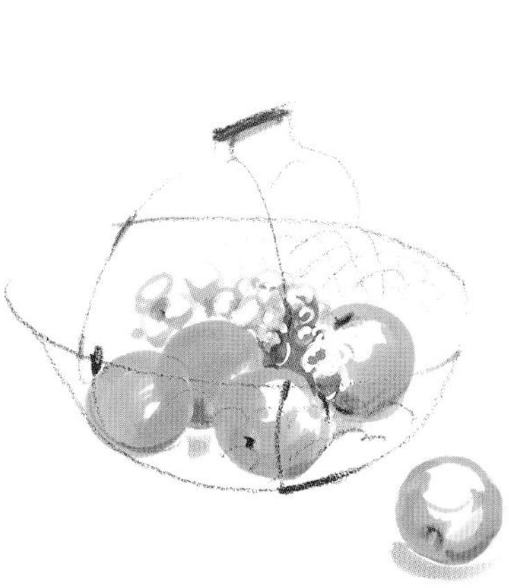

# Pilates Reformer

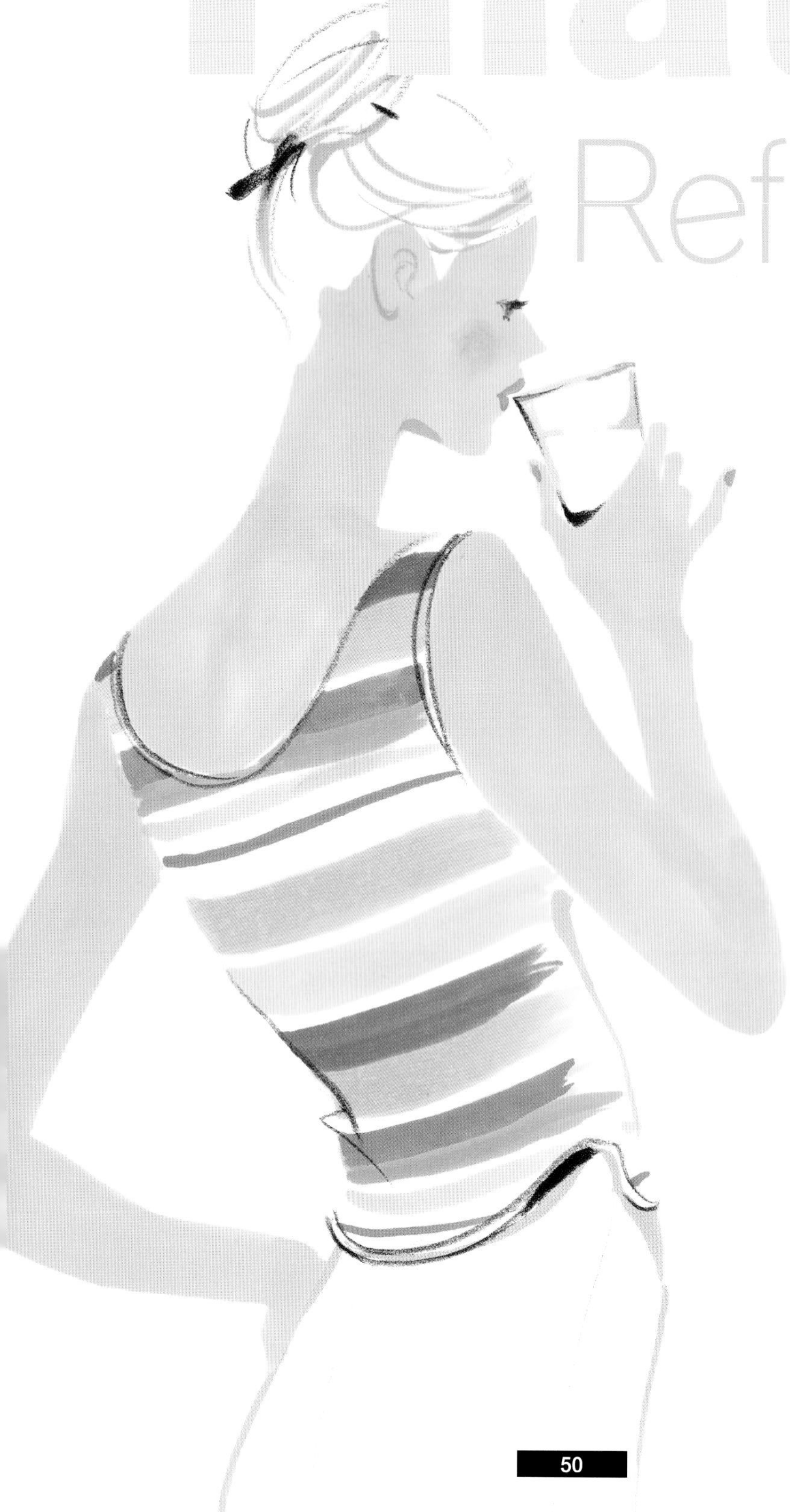

## 輔助器

# 使用輔助器以立體三次元的抵抗來強化身體的肌肉

## 專爲你量身訂做、獨一無二之運動課程

彼拉提斯不僅是在墊子上運動，也有使用「輔助器」之運動，至於使用墊子和「輔助器」之運動，雖然都是彼拉提斯，但其中也有差異。

使用輔助器時，是以採取和教練個別教導所進行之「私人課程」為中心。此一課程首先從諮詢開始，所有有關以前所患過的疾病、體力水準、生活習慣或圍繞當事人的環境等都對身體產生變化，至於習慣或不好之習性會使身體產生歪斜或失調，而為了去除因習慣所造成之歪斜和失調，因此在諮詢時設定當事人之目標而來設計運動課程。因為這是量身訂做之運動，因此效果非常顯著。

此外使用墊子時，是以重力抵抗、強化腹部周圍為主，但使用輔助器時，是以加在身體上之立體三次元之抵抗來強化，為此在身體各處的肌肉加上抵抗。從身軀到骨盤、從肩胛骨周圍到腳的動作等變成流暢之姿勢或雕塑腿部線條等，調整全身之平衡，此也是藉助輔助器才能獲得之特徵。

此為輔助器！

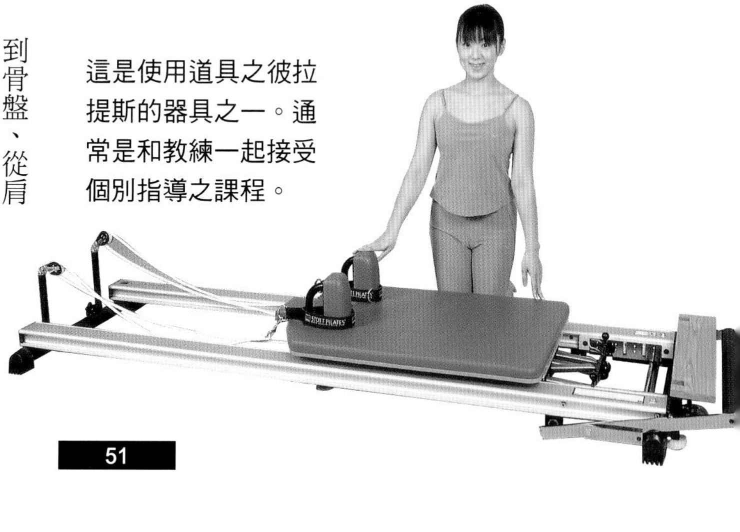

這是使用道具之彼拉提斯的器具之一。通常是和教練一起接受個別指導之課程。

### Reformer Exercises

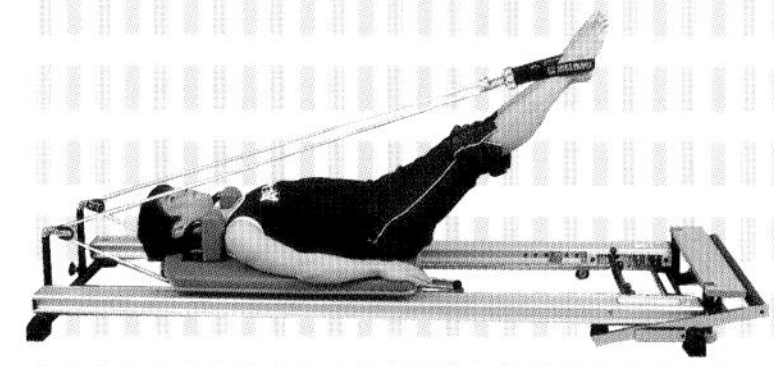

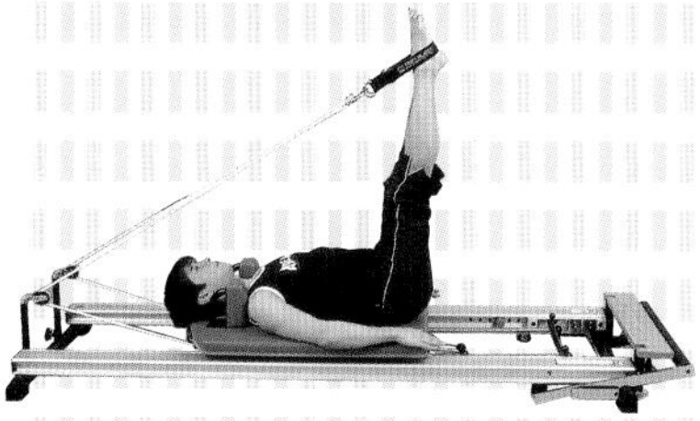

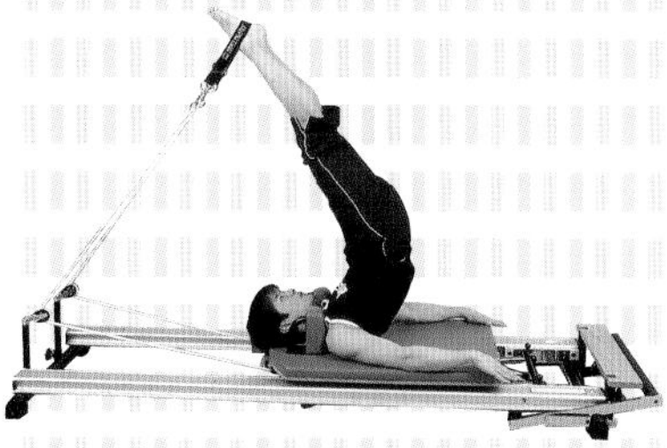

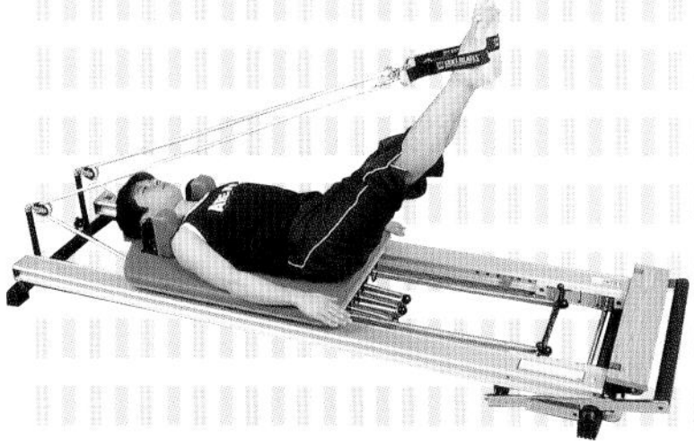

輔助器是由床的彈簧所連想而出的，利用彈簧立體3次元之抵抗來強化身體各處肌肉，至於使用輔助器之運動有高達數百種類之多。

# 雙腿運動：變成更修長之腿部線條

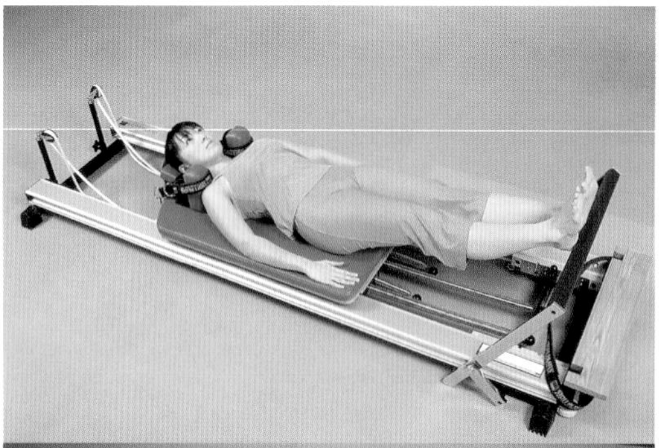

1 仰臥，把腳放在腳踏板上，吸氣準備，吐氣以大腿前面之力量把抬架推出去。

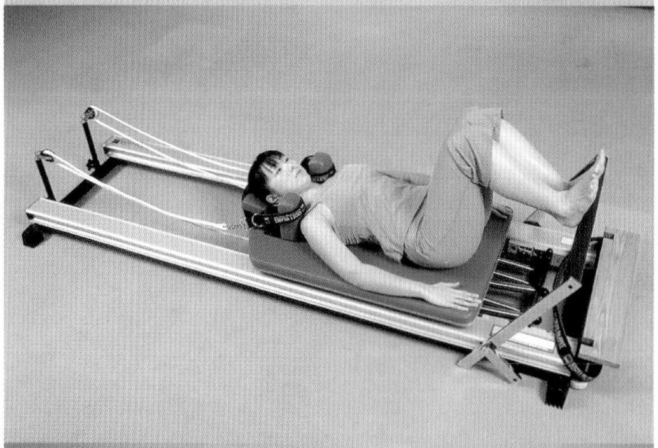

2 吸氣恢復坐在椅子上，並意識骨盤不要移動。

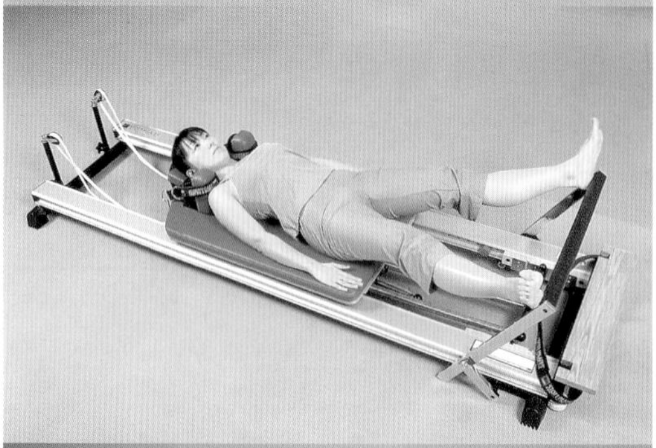

1 雙腳打開，腳跟向外斜側放在腳踏板上，吸氣吐氣後把抬架推出去。

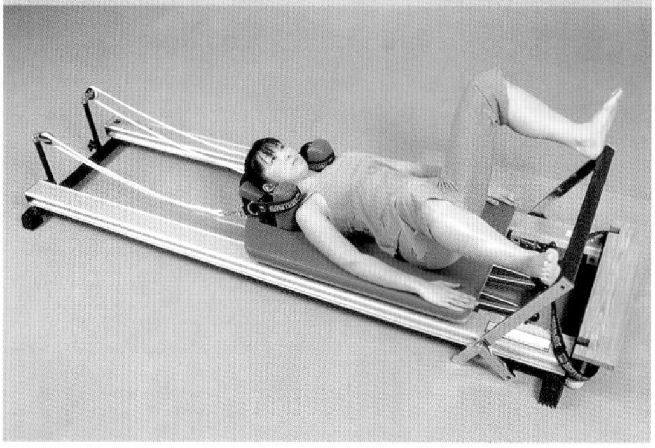

2 吸氣恢復到原狀。

# Lift And Lower

## 抬起和放下：伸展容易變硬之大腿背側

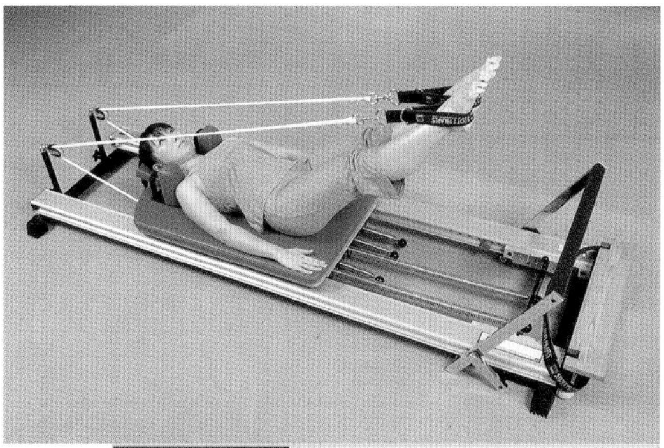

1 仰臥，雙腳掛在吊帶上斜向45度伸直。

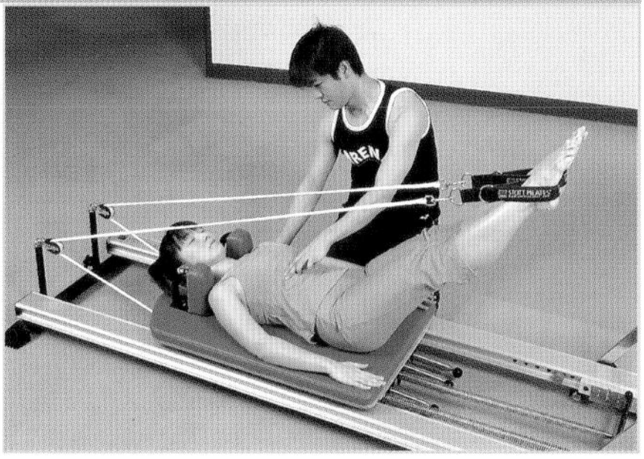

石川老師指導：「不僅使用腳的力量，還要使用腹肌來使腳伸直。」

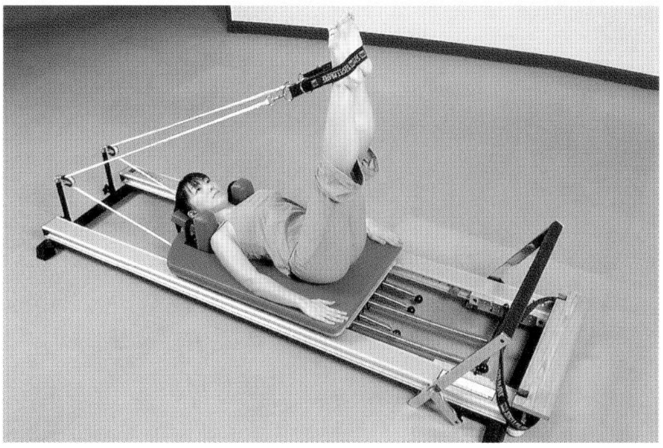

2 邊吸氣邊把腳變成垂直，注意臀部和骨盤不要移動。吐氣恢復到 1 的位置。

# Elephant

## 大象：以下腹部之力量來伸展腰部周圍

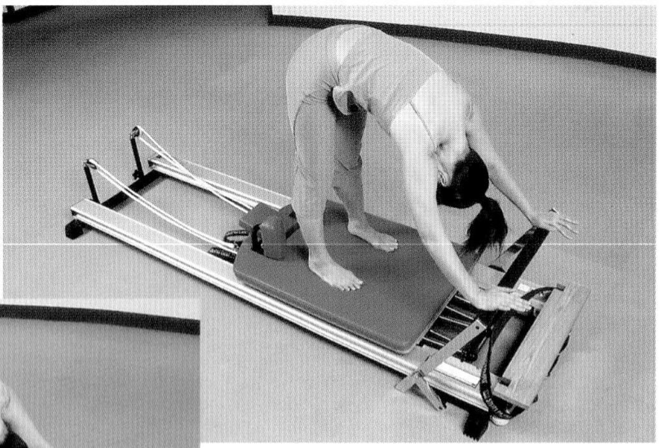

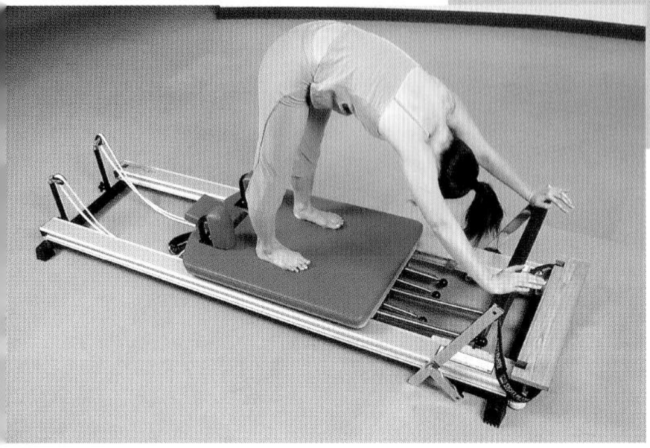

1 把雙手放在腳踏板的兩側上，儘可能拱起脊骨，吸氣準備。

2 邊吐氣邊推出抬架。

# Side Splits

## 側劈：意識著身體的中心

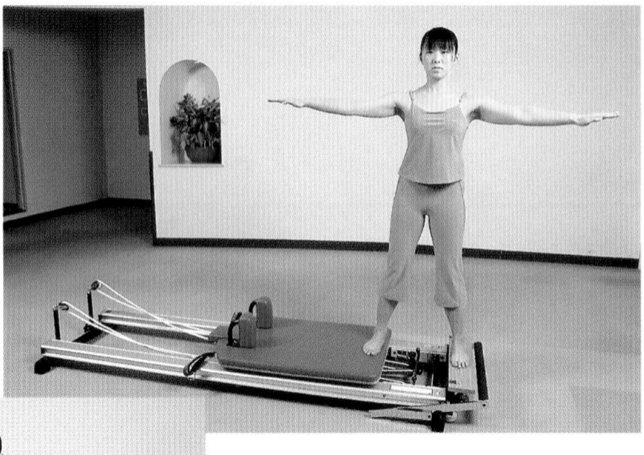

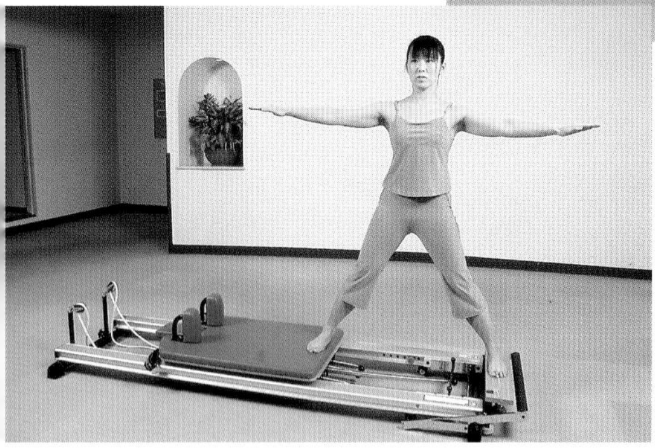

1 把左腳放在輔助器的邊緣，右腳放在抬架上，雙手張開與肩同高，吸氣準備。

2 吐氣，把放在抬架上的腳推出。

# 手臂運動：消除背部、手臂之贅肉使上背線條更修長

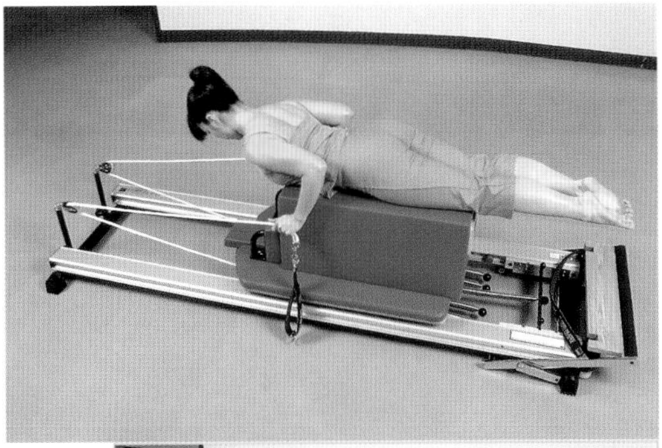

1

把箱子縱向放置在抬架上，然後俯臥在上面，雙腳伸直，彎曲手肘手拿繩索尖端。

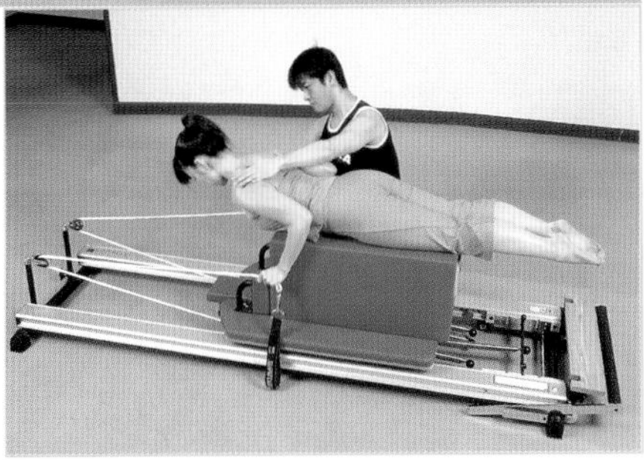

石川老師說：「此一運動應意識著肩胛骨來活動。」

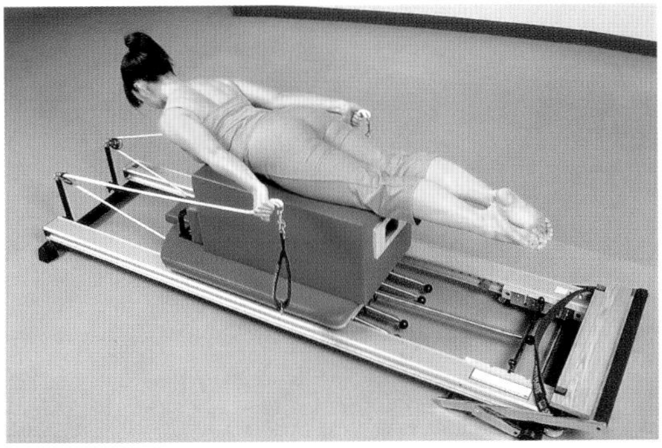

2

吸氣，邊吐氣邊拉繩索來伸直雙臂。

Experience

Pilates

# 彼拉提斯的體驗

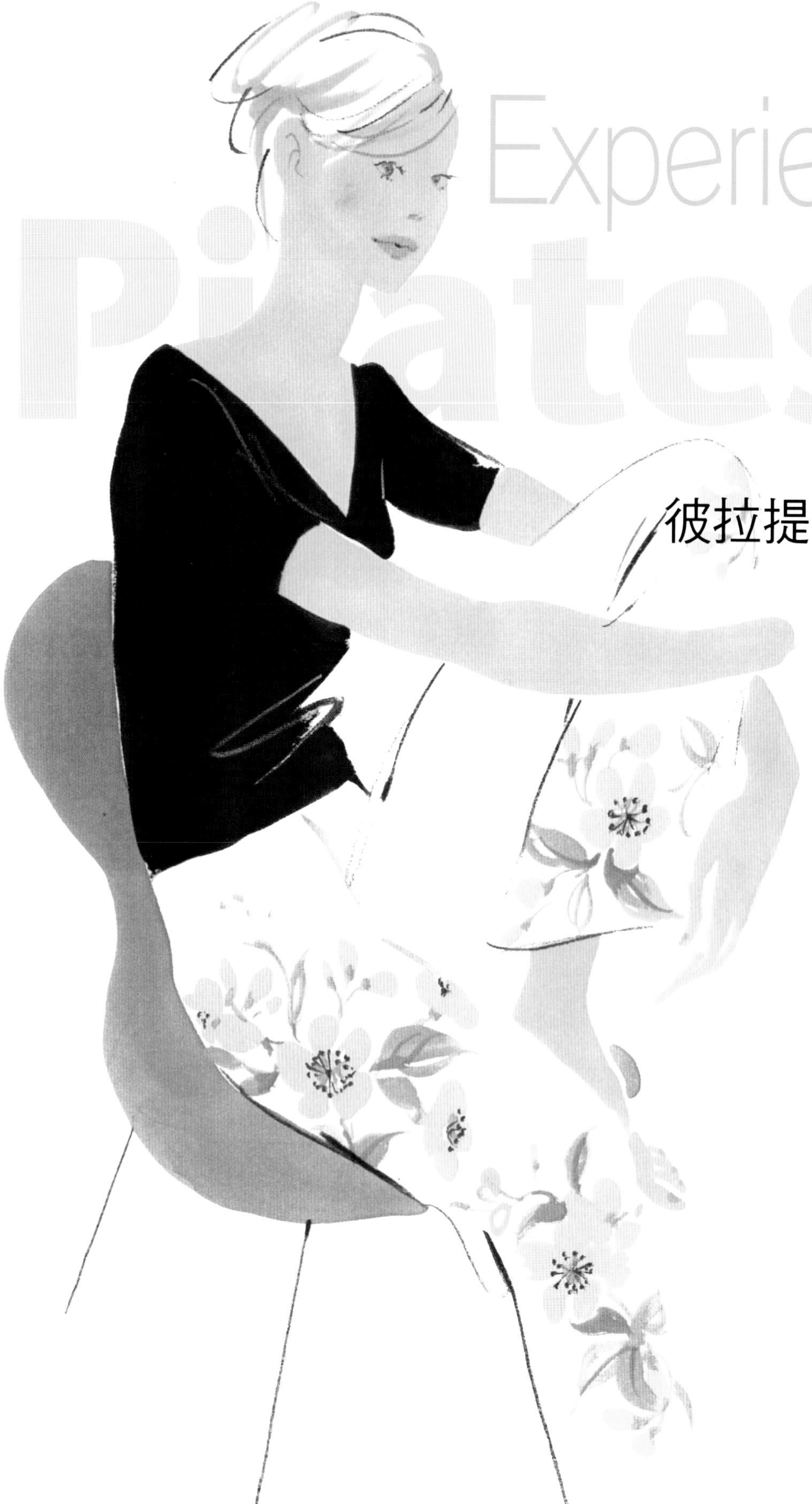

Pilates exercise

# Diet story

瘦身故事 PART 1

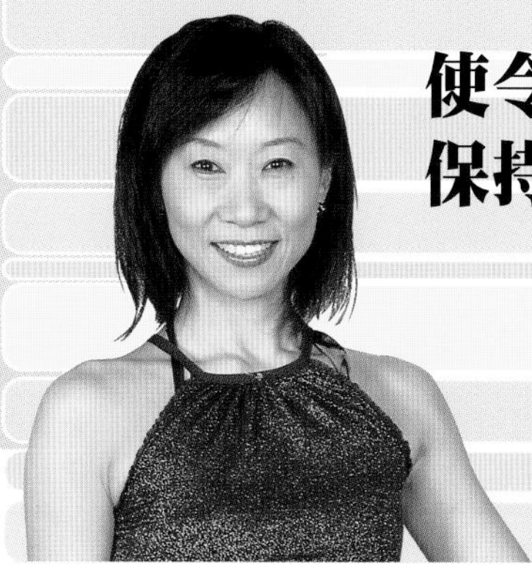

# 使令人介意的下腹部變得平坦
# 保持平衡安定、能輕鬆地旋轉

足立圭子女士　爵士舞講師

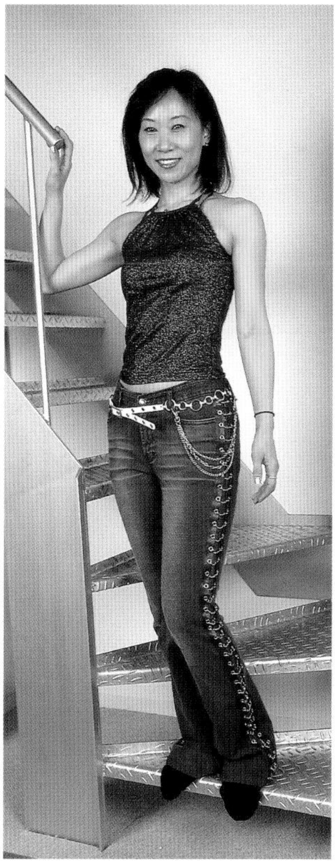

## 在家中也能充分練習的魅力

彼拉提斯原來是在舞蹈者之間流行的運動，因此我以往所做的跳舞和熱身運動中有很多動作是類似彼拉提斯的動作，但在我開始做彼拉提斯運動之後，才得知其動作之意義和源由。

我從二〇〇三年的夏天起，每週一次到石川英明老師的教室接受指導。除了去教室之外，每天也在家中抽出三十分～一小時左右當作集中練習彼拉提斯之時間。

在家經常做提高骨盤之捲起運動，從尾骨活動到骨盤的半翻轉運動，藉此來活動身體的深層部分之肌肉，因而感覺到非常舒服。

此外，在我自己所教授的舞蹈教室中也採用彼拉提斯而深受學生們的好評。

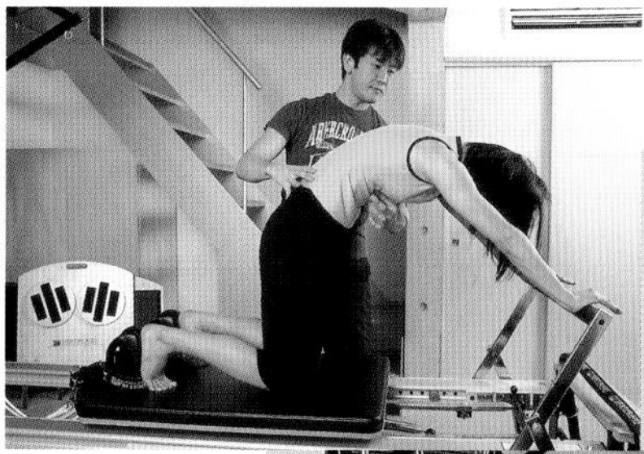

足立女士說：「每週一次，每次一小時來使用彼拉提斯的輔助器。」

## 不限制飲食即可使下腹平坦

原本我就很瘦，開始做彼拉提斯後，體重只瘦了一公斤而已，但下腹部的肌肉卻變緊縮，以前覺得很緊的褲子現在都變得很寬鬆了。

我非常喜歡吃米食，自從開始做彼拉提斯後，就算多吃一點也不會發胖。

此外在跳舞時，能輕鬆地做出把單腳向後抬高或旋轉身體，因為彼拉提斯使我的平衡感變好了。彼拉提斯的好處是在運動後，不管是鍛鍊身體或伸展肌肉都很舒適。沒有哪一種運動能在一直保持同一姿勢伸展下，身體還能覺得非常舒適，唯有彼拉提斯才能做到，因此希望各位也能開始去做，體會此種運動的舒適感。

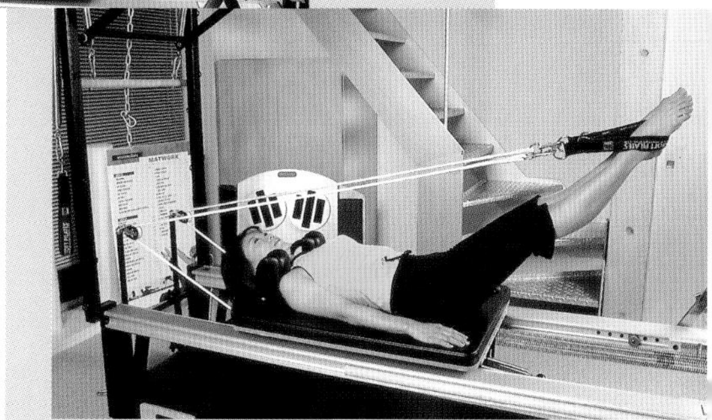

保持曼妙之身材的足立女士，還持續向困難的動作挑戰。

# 變成不管吃再多也不發胖之身材
# 調整經常上醫院失調之身體

大川香女士　模特兒・鋼琴講師

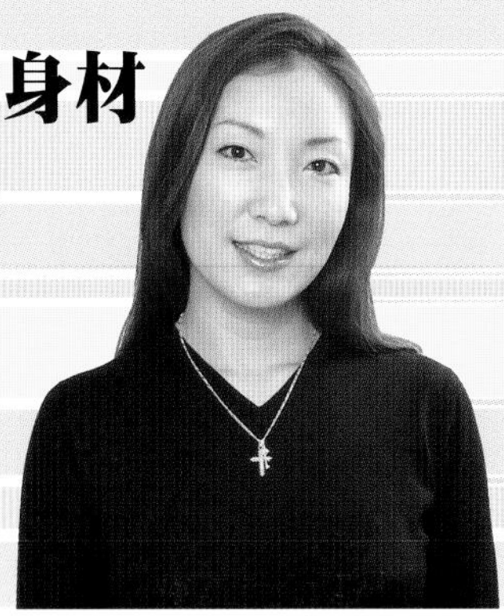

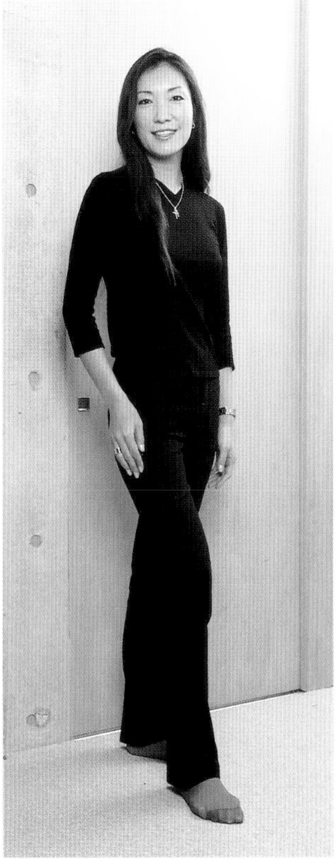

## 隨時在自己喜歡的時間做運動

我以前從未做過稱為運動之運動，但是我想：「我的身體如此不好，應該要做運動才行。」

不久前聽友人提到「彼拉提斯運動對身體很好」，於是上網尋找彼拉提斯的教室，而找到石川英明老師的教室之網頁為契機。

於是從二〇〇三年十一月中旬開始，每週一次，每月3～4次必定去教室上課。

每天在家中不管白天或夜晚，都利用空閒時間做5分鐘到10分鐘的彼拉提斯，我常會做滾動和像球一般的滾動等的動作來鍛鍊腹肌和脊骨。

彼拉提斯的優點是隨時隨地都可以輕鬆地做，我想這也是我能持續做下去的理由。

## 腰圍變小。消除失調之身體

自從我開始做彼拉提斯之後，令人介意的腰圍也緊縮了，不管吃再多也不會發胖，不但是腰部，而且從肋骨附近就緊縮了。

以前我的頸部狀況不太好，常常會落枕而感覺疼痛，頸部無法橫向旋轉，經過醫院診斷為「頸椎突出」，也接受過牽拉頸部之治療，但感覺這似乎不是我的身體。

但開始做彼拉提斯1～2次後，完全不能彎曲旋轉的頸部，如今已能順利彎曲旋轉，可能是因為已經消除歪斜了，因此頸部不再疼痛，也不再上醫院了。

在石川英明老師的網頁上，第一次看到彼拉提斯「能強化身體核心」之概念時，心想應該很適合我吧！

沒錯！我的預感成真！

但此刻的我才開始做沒多久，只做墊子運動的彼拉提斯，希望今後能持續向使用輔助器之更高級的彼拉提斯挑戰。

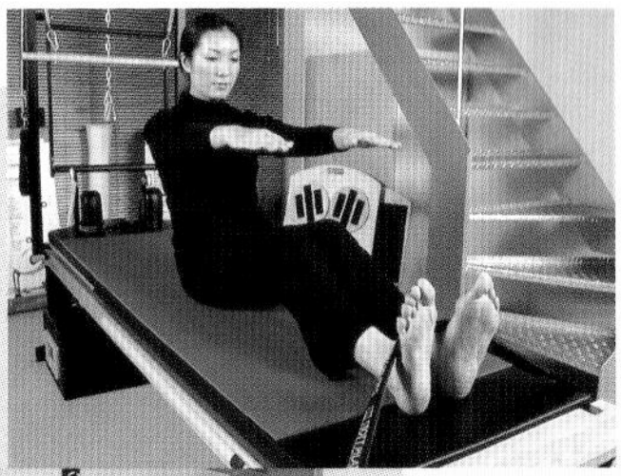

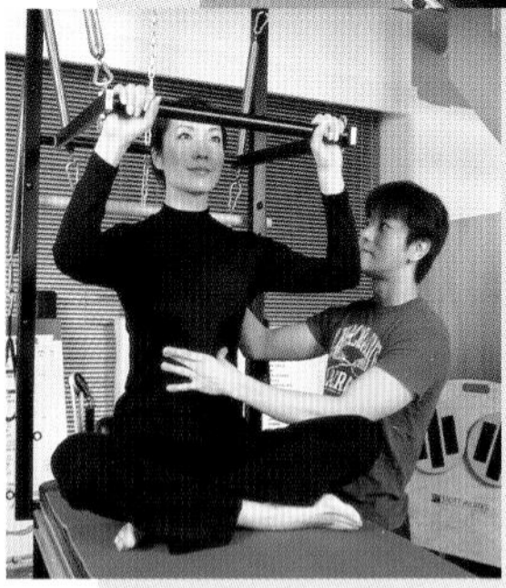

大川女士說：「做彼拉提斯時能實際感受到脊骨的伸展，感覺非常舒服。」右為指導彼拉提斯的石川英明老師。

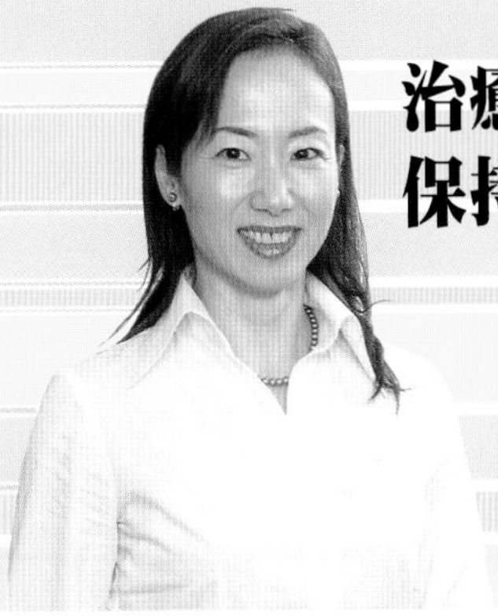

# 治癒了因穿高跟鞋而傾斜之骨盤 保持自然又正確的姿勢

鍵谷佳陽子女士　公司職員

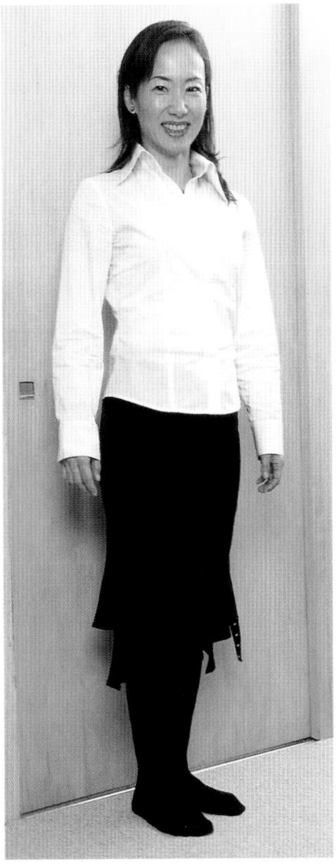

## 使用輔助器之彼拉提斯

我正式開始做彼拉提斯是在知道墊子運動的彼拉提斯後，而想進一步去做有輔助器的彼拉提斯。

我在二〇〇三年十一月前往拜訪使用輔助器之彼拉提斯的石川英明老師教室。

墊子運動的彼拉提斯和使用輔助器的彼拉提斯不同之處，在於輔助器是使用彈簧來做立體三次元的抵抗，可對身體各處的肌肉加上抵抗之運動，這和小組訓練不同，因為他是採取和老師一對一進行運動課程，因此自己能集中精神接受老師細心的指導，此為最大之不同。

老師會針對當天之體況而建議彼拉提斯的課程，這點令我非常高興。

## 矯正歪斜骨盤、保持正確姿勢

除了在石川英明老師的教室之外，我在家中每天就寢前會做墊子運動的彼拉提斯，而在假日則配合瑜珈做2~3小時。

因為我長期穿高跟鞋跳沙露沙舞和拉丁舞，導致骨盤傾斜變成前傾之姿勢，因而經常感覺腰很沉重，但開始做彼拉提斯後，骨盤歪斜之情況獲得改善。不僅是骨盤連脊骨也伸直，自然保持正確之姿勢。

彼拉提斯的優點是可當成運動，又可舒服自在的進行，還能確實感受到身體的變化。

在做此運動之前，身體有任何感覺到不容易活動之部位，或好像有所阻礙之部位都會有所改善。體幹或骨盤也會安定下來，肩胛骨周圍和腳的活動也會更順暢。

相對於其他運動會流很多汗，運動過後會很疲勞，它不但不會，反而會覺得非常舒服，不會對身體造成負擔，這是值得向女性推薦且對瘦身頗有助益之運動。

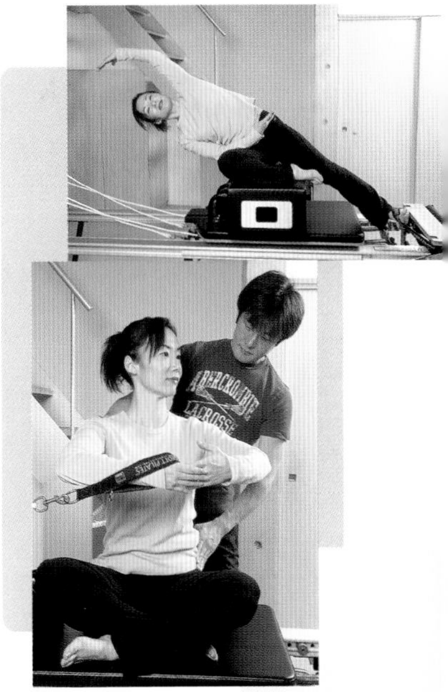

鍵谷說：「請老師仔細檢查自己所做的彼拉提斯，與其說是鍛鍊身體，不如說是調整身體的感覺」。

# 彼拉提斯諮詢室

## Q1 做彼拉提斯時須準備什麼道具？

A 並不需要特別之道具，如果是瓷磚地板的話，可鋪上墊子或毯子較好。使用浴巾等來調整骨盤或頭部之位置，效果更佳。

## Q2 做彼拉提斯時穿著什麼衣服較好？

A 除使用的部位之外，其他要以能輕鬆做運動之衣服為要點，因此建議能放鬆且容易活動之服裝比牛仔褲等硬素材之服裝更好。

## Q3 在家中做彼拉提斯時在哪一場所做較好？

A 因為運動中有滾動之動作，因此要選擇能安全活動之場所為宜，此外集中精神也很重要，因此在寧靜的場所為佳。

## Q4 請問一天做幾分鐘才會有效果？此外要做多久之後才會出現效果？

A 效果因個人差異而不同，因此無法斷定要多少時間或期間，但彼拉提斯是「質勝於量」之運動，即使在短時間內，如果集中意識以正確姿勢去做也會日起有功。

## Q5 如果無法每天做彼拉提斯也沒問題嗎？

A 只要一週做三次即可，但以持之以恆繼續做下去為重點。

## Q6 是否有不能做彼拉提斯的時期（如生理期中、懷孕期間等）？

A 任何運動都相同，依照自己的體況而定，但以不勉強為宜。有關問題請向醫生確認後再做。

## Q7 身體僵硬的話效果會降低嗎？

A 雖然這是一種運動，但依照個人體況而做調整是彼拉提斯運動之優點所在，因此即使身體僵硬也有適合之運動項目而大可放心。

# Super exercise PILATES

## Question & Answer

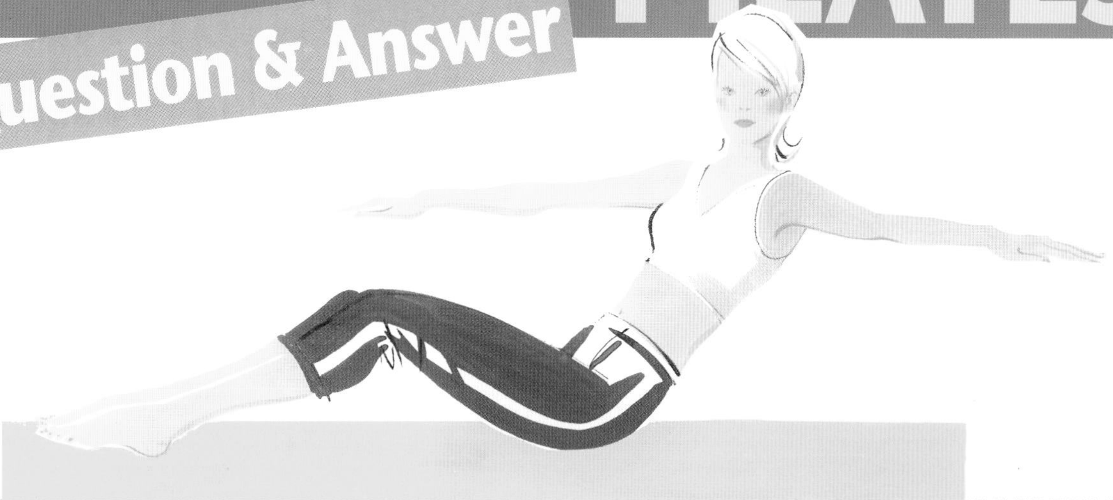

## Q8 做彼拉提斯時不限制飲食也可瘦身嗎？

A

彼拉提斯並非有氧運動，所以沒有燃燒脂肪之效果，因此若和瘦身直接聯想在一起太過牽強，但是因為做彼拉提斯能變成正確骨骼之排列而使姿勢良好，又因為有良好之姿勢連肌肉的平衡也會變好，若以此一意涵而言的話，彼拉提斯的確對瘦身有效果。

## Q9 做彼拉提斯，除瘦身之外還有什麼效果？

A

它不但能改善姿勢，還能改善肩膀僵硬、腰痛、調整肌肉之平衡，使日常生活舒適又愉悅，因此彼拉提斯是能獲得很多好處之運動。

## Q10 組合幾種彼拉提斯項目時，應如何決定其順序？

A

儘可能以各種方法來活動脊骨是最好的，在此時必須注意彎曲伸展運動（屈曲運動）應優先於轉身運動（迴旋運動），因為在日常生活中並不常做轉身運動，因此若突然做此一運動的話，可能會有負擔。以書中所介紹的運動順序來加以組合，也是值得推薦之方法。

## Q11 每天做不同之運動項目也會有效果嗎？

A

當然會有效果，因為彼拉提斯會對身體核心（腹部的深層肌、臀部和脊骨周圍的肌肉）產生作用，因此不管做哪一種項目，都能對體幹產生效果。

## Q12 彼拉提斯可以和其他運動一起做嗎？

A 先以彼拉提斯強化體幹後，其他運動的效果會更顯著提高，因此不妨再嘗試其他運動，你會發覺比做彼拉提斯之前更享受做其他運動之樂趣。

## Q13 呼吸時應注意什麼？

A 因呼吸時頸部和肩膀會緊張，而日常生活中的壓力也會使我們的呼吸變淺……所以呼吸也是照映我們的鏡子，因此儘可能有意識的放鬆、深而慢的呼吸。

## Q14 無法順利呼吸時應如何？

A 以雙手摸背部看看，在吸氣時若能意識到背部有稍微動一下，即為高明之呼吸。

## Q15 感覺疼痛時、或在本書中所寫的時間內無法保持身體平衡時應如何？

A 感覺疼痛時先中止運動，有疼痛的話建議去醫院接受治療，在彼拉提斯運動中不感覺到壓力是很重要的，因此要在不勉強的範圍下持續進行。

## Q16 在使用道具之運動項目中的球和墊子，請問在哪裡可以買得到？

A 在運動用品店或健康俱樂部等都可以買到，至於詳情請詢問店員。照片為其中一例。

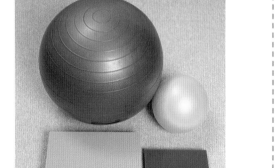

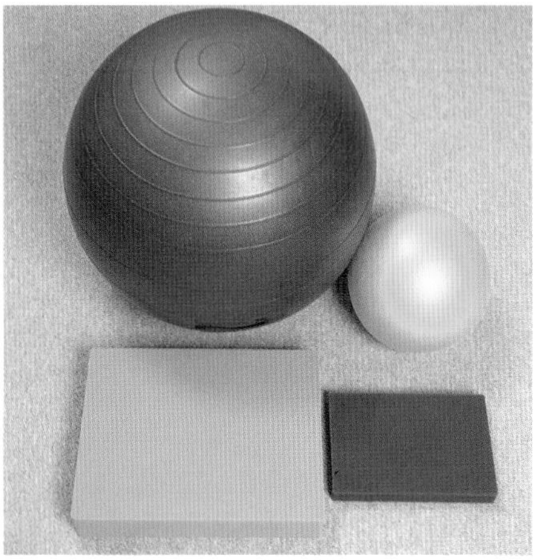

# Super exercise PILATES

## Question & Answer

彼拉提斯指導員

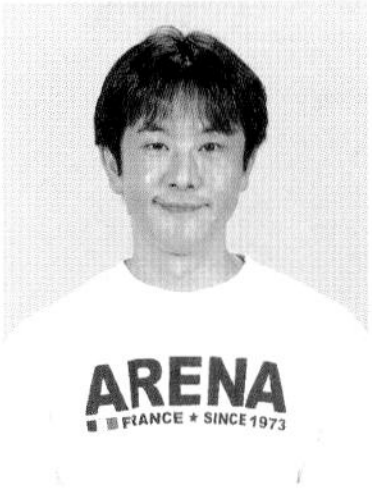


### 石川英明

美國運動醫學會健康運動指導教師

從1990年起即擔任健康指導教師，並開始指導小組運動或個人運動等。除了培育後進之外，也致力於企業的健康顧問、以及個人所經營的健康俱樂部之指導等活動。於1999年赴美時接觸到彼拉提斯，即傾心於「雕塑不會受傷之柔軟身體」的宗旨。之後他幾度赴美，於2000年取得講師認定資格。目前開設的「inner work」，受到體育家、運動選手、高齡者等廣泛顧客群之支持。

採訪協助

### 蒂夫尼斯

1987年第一家店在涉谷開設，課程內容包括有氧體操等非常豐富多樣，因而大受好評。現在會員人數約有14萬人，在日本首都圈、關西圈共開設34家分店。2004年3月，因率先採用成為熱門話題的新瑜珈——彼拉提斯等新健身課程而領導健康業界。

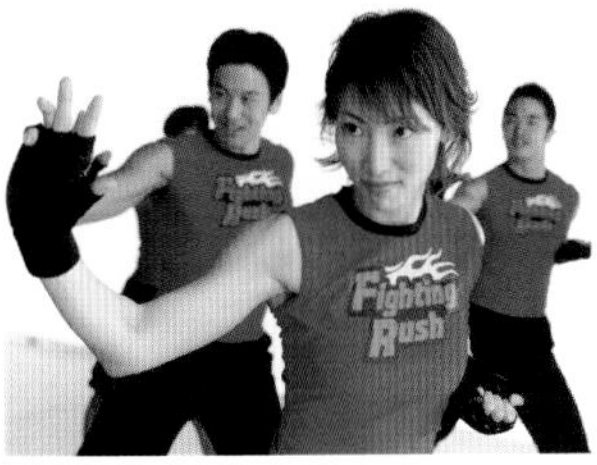


### Q17 在哪裡可學習彼拉提斯？

**A** 本書所介紹的墊子運動彼拉提斯在特別的健康俱樂部等可能有加以指導。但也請善用本書。

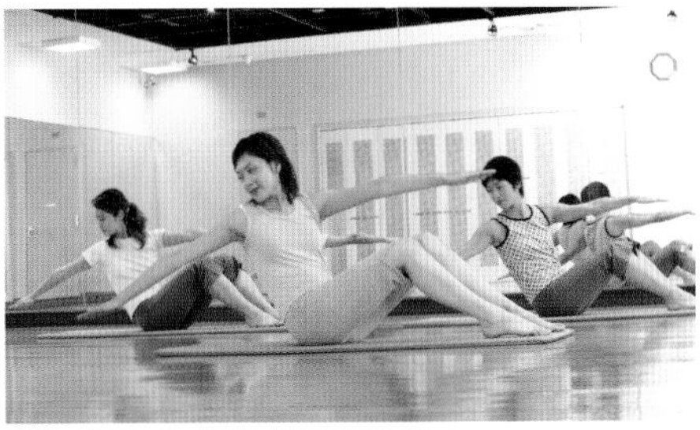